绝密★启用前

考生姓名	
考生编号	

国家执业药师资格考试最后密押5套卷

中药学综合知识与技能试卷(1)

9787568030106
U0856115

考生注意事项

1. 考生必须严格遵守各项考场规则。

(1)**在考试开考15分钟后不得入场。**

(2)交卷出场时间不得早于考试结束前30分钟。

(3)交卷结束后,不得再进考场续考,也不得在考场附近逗留或交谈。

2. 答题前,考生须在答题卡上填写考生姓名、报考单位和考生编号,同时涂写考试科目和考生编号的信息点。

3. 答案必须按要求涂写在指定的答题卡上,写在其他地方无效。

(1)填涂部分应该按照答题卡上的要求用2B铅笔完成,若要改动,必须用橡皮擦干净。

(2)书写部分必须用(蓝)黑色字迹钢笔、圆珠笔或签字笔在答题卡上作答。字迹要清楚。

4. **考试结束后,将答题卡装入原试卷袋中,试卷交给监考人员。**

中药学综合知识与技能试卷(1)

一、最佳选择题(共40题,每题1分。每题的备选项中,只有1个最符合题意。)

1. 下述疾病现象中属于阴的是

A. 面色鲜明　　B. 咳声有力

C. 脉象滑数　　D. 气低气微

E. 脉象洪大

2. “动极者镇之以静,阴亢者胜之以阳”说明了阴阳之间的关系是

A. 阴阳相互转化　　B. 阴阳互根互用

C. 阴阳相互消长　　D. 阴阳对立制约

E. 阴阳动态平衡

3. 下列属于母子关系的是

A. 水和火　　B. 土和金

C. 金和木　　D. 木和土

E. 金和火

4. 称为“阴脉之海”的经脉是

A. 带脉　　B. 冲脉

C. 任脉　　D. 督脉

E. 阴维脉

5. 主化物的是

A. 胆　　B. 胃

C. 小肠　　D. 大肠

E. 膀胱

6. 偏阴体质者易表现为

A. 上火　　B. 急躁

C. 喜热　　D. 口苦

E. 乏力

7. “心主神明”是指心主宰人体的

A. 生理活动　　B. 心理活动

C. 生理、心理活动　　D. 精神意识活动

E. 以上都不是

8. 舌面上有明显的裂沟,称为

A. 胖大舌

B. 瘦薄舌

C. 裂纹舌

D. 齿痕舌

E. 芒刺

9. 以下不属于阴偏胜的病理变化的是

A. 真寒假热

B. 阴盛格阳

C. 阴盛则寒

D. 虚寒证

E. 阴胜则阳病

10. 具有推动呼吸和血行功能的气是

A. 元气

B. 肾气

C. 卫气

D. 宗气

E. 营气

11. “实”的最根本病机是

A. 痰浊壅盛

B. 邪气亢盛，正气未衰

C. 气血瘀滞

D. 脏腑功能紊乱

E. 水液潴留

12. 用“扶正祛邪并用法”所治疗的病证有

A. 邪气盛，正气未衰

B. 正气虚，邪气未盛

C. 邪正俱盛

D. 邪气盛，正气已衰

E. 邪祛正虚

13. 某女，49 岁，精神抑郁，情绪不宁，胸肋胀痛，胸闷嗳气善太息。舌苔薄腻，脉弦。医生诊断为抑郁，其中医证候为

A. 气滞血瘀

B. 肝阳上亢

C. 心脾两虚

D. 痰气郁结

E. 肝气郁结

14. 突然昏倒，口吐涎沫，四肢抽搐，醒后如常者，可见于

A. 癫病

B. 狂病

C. 痫病

D. 中风

E. 假神

15. 以下哪项不是导致便秘的常见原因

A. 胃火

B. 肝胃不和

C. 阴血不足

D. 寒凝胃肠

E. 津液亏虚

16. 痰少极黏，难以排出，属于

A. 湿痰

B. 寒痰

C. 热痰

D. 肺痈

E. 燥痰

17. 喃喃自语，讲话无对象，见人便停，属于

A. 谵语　　B. 郑声

C. 狂言　　D. 独语

E. 神昏

18. 自汗、盗汗并见与下列哪项有关

A. 阴虚证　　B. 血虚证

C. 阳虚证　　D. 气阴两虚证

E. 气阳两虚证

19. 弦脉所主的病证是

A. 痛证　　B. 热证

C. 食滞　　D. 血瘀

E. 精伤

20. 下列哪一项不是六淫致病的特点

A. 季节性　　B. 地区性

C. 传染性　　D. 转化性

E. 外感性

21. 大便夹有不消化的食物，酸腐臭秽者，多因

A. 大肠湿热　　B. 寒湿内盛

C. 伤食积滞　　D. 脾胃虚弱

E. 肝胃不和

22. 临床出现自汗、多尿、出血、遗精等症，是气的哪一项功能减退

A. 推动作用　　B. 温煦作用

C. 防御作用　　D. 固摄作用

E. 气化作用

23. 恐则

A. 气乱　　B. 气上

C. 气下　　D. 气消

E. 气缓

24. 服用藿香正气丸宜选用的“药引”是

A. 姜汤　　B. 米汤

C. 盐水　　D. 黄酒

E. 芦根煎汤

25. 属“十九畏”的组药是

A. 甘草与瓜蒌　　B. 郁金与丁香

C. 乌头与半夏

D. 海藻与京大戟

E. 人参与细辛

26. 成人血清尿素氮正常值的参考范围是

A. 1.78 ~7.14 mmol/L

B. 1.8 ~6.5 mmol/L

C. 4.5 ~7.8 mmol/L

D. 4.0 ~7.5 mmol/L

E. 3.5 ~7.2 mmol/L

27. 腻苔的特征是

A. 苔质疏松粗大而厚

B. 舌苔水滑

C. 苔质细腻致密

D. 苔质颗粒不清

E. 以上都不是

28. 与精神意识思维活动关系最密切的脏腑是

A. 肝

B. 心

C. 脾

D. 肺

E. 肾

29. 中性粒细胞增多,最常见的原因是

A. 急性感染和化脓性感染

B. 伤寒

C. 副伤寒

D. 再生障碍性贫血

E. 流感

30. 执业药师需要特别提醒的特殊情况是

A. 患者购买贵重药品

B. 患者购买非处方药

C. 患者购买的药品近期发现有严重不良反应

D. 患者购买长期维持治疗的药品

E. 患者购买按疗程治疗的药品

31. 口甜而腻多属于

A. 肝胆实热

B. 脾胃湿热

C. 肝胃蕴热

D. 食积内停

E. 脾虚不运

32. 中西药联用能降低西药用药剂量的药组是

A. 石麦汤与氯氮平

B. 丹参注射液与多巴胺

C. 苓桂术甘汤与地西泮

D. 蛤蚧定喘丸与异烟肼

E. 女金丹与诺氟沙星

33. 中毒可致肾小管坏死引起急性肾衰的中药是

A. 天仙藤

B. 忍冬藤

C. 大血藤

D. 首乌藤

E. 鸡血藤

34. 与用药剂量无关的药物不良反应是

A. 副作用

B. 毒性作用

C. 继发反应

D. 后遗作用

E. 过敏反应

35. 执业药师对护士的用药咨询是

A. 药品的鉴定方法

B. 药品的验收程序

C. 药品的使用方法

D. 药品的一般贮存条件

E. 药品生产企业详细地址

36. 生附子的用量为

A. 0.3 ~ 0.6 g

B. 1 ~ 3 g

C. 6 ~ 12 g

D. 3 ~ 15 g

E. 3 ~ 10 g

37. 性能类似，宜放于同一药斗的是

A. 苍术、白术

B. 生首乌、制首乌

C. 桔梗、前胡

D. 生甘草、炙甘草

E. 知母、浙贝母

38. 哺乳期患者应慎用的中药是

A. 健胃消食片

B. 柴连口服液

C. 复方阿胶浆

D. 复方甘草口服液

E. 穿心莲片

39. 含砷类中药不包括

A. 牛黄解毒片

B. 安宫牛黄丸

C. 牛黄清心丸

D. 六神丸

E. 牛黄上清片

40. 为了缓和药物峻下伤正之弊，舟车丸应当辅以

A. 逍遥丸

B. 生脉饮

C. 六味地黄丸

D. 四君子丸

E. 四物合剂

二、配伍选择题（共 50 题，每题 1 分。备选答案在前，试题在后。每组题均对应同一组备选答案，每题只有一个正确答案。每个备选答案可重复选用，也可不选用。）

[41 – 43]

A. 浮脉

B. 数脉

C. 滑脉

D. 弦脉

E. 迟脉

41. 寒证为

42. 表证为

43. 食滞为

[44－45]

A. 心　　B. 肝

C. 脾　　D. 肺

E. 肾

44. “生痰之源”指

45. “贮痰之器”指

[46－47]

A. 推动作用　　B. 温煦作用

C. 防御作用　　D. 固摄作用

E. 气化作用

46. 人的生长发育靠气的

47. 多尿是与气的哪项功能失常有关

[48－50]

A. 气化作用　　B. 固摄作用

C. 防御作用　　D. 温煦作用

E. 推动作用

48. 人体正常体温的恒定靠气的

49. 物质转化和能量转化的过程是气的何种功能

50. 使汗液、尿液、唾液、胃液等正常分泌和排泄是气的何种功能

[51－53]

A. 脉来一止，止有定数　　B. 脉来一息不足四至

C. 脉象三部举按无力　　D. 脉象艰涩不畅，如轻刀刮竹

E. 脉象轻按即得，重按稍弱

51. 迟脉为

52. 代脉为

53. 涩脉为

[54－56]

A. 心悸气短，体倦乏力　　B. 心悸胸闷，形寒肢冷

C. 心悸心烦，唇舌色淡　　D. 心悸心烦，潮热盗汗

E. 心悸胸闷，心前区刺痛

54. 心气虚证常见

55. 心血虚证常见

56. 心阳虚证常见

[57－59]

A. 元气
B. 宗气
C. 营气
D. 卫气
E. 中气

57. 对脏腑的功能活动起激发、推动作用的是
58. 主司腠理开合的是
59. 能营养全身、化生血液的是

[60－61]

A. 胃寒
B. 气滞
C. 食积
D. 胃气虚
E. 血瘀

60. 胃脘胀满疼痛，嗳气酸腐，不欲食，证属
61. 胃脘疼痛如针刺状，痛处固定，大便色黑，证属

[62－64]

A. 胸闷气喘
B. 胸闷刺痛
C. 胸闷胁胀
D. 胸闷痰多
E. 胸闷气短

62. 心气不足者可见
63. 肝气郁结者可见
64. 心血瘀阻者可见

[65－67]

A. 阳气不足
B. 营血亏虚
C. 阳气暴脱
D. 脾胃气虚
E. 虚阳上越

65. 面色淡白而消瘦多属
66. 面色㿠白而虚浮多为
67. 面色苍白常见于

[68－70]

A. 虫蛀
B. 吸湿
C. 结块
D. 粘连
E. 软化

68. 中药散剂易
69. 中药蜜丸剂易
70. 中药颗粒剂易

[71 -72]

A. 丹参注射液

B. 钩藤汤

C. 补中益气汤

D. 六味地黄丸

E. 香连化滞丸

71. 治疗肌无力时,与抗胆碱酯酶联用的是

72. 治疗老年高血压时,与卡托普利联用的是

[73 -74]

A. 阳虚阴盛,格阳于外的真寒假热证

B. 里热盛极,格阴于外的真热假寒证

C. 瘀血内阻所致的出血证

D. 中气不足所致的脘腹胀满

E. 实热壅积的阳明腑实证

73. "通因通用"的治法可用于

74. "寒因寒用"的治法适用于

[75 -76]

A. 生姜

B. 人参

C. 连翘

D. 龙眼

E. 川芎

75. 在霉季应放入石灰缸内贮存的中药是

76. 应置阴凉干燥处贮存,防止香气散失的中药是

[77 -78]

A. 火麻仁

B. 佛手

C. 吴茱萸

D. 大枣

E. 甘草

77. 易变色的饮片是

78. 易失气味的饮片是

[79 -81]

A. 生蒲黄

B. 鸡矢藤

C. 西红花

D. 罂粟壳

E. 血余炭

79. 气味恶劣,不能与它药同装于一个药斗内的是

80. 须按特殊管理药品管理,不能装于一般药斗内的是

81. 属贵细药品,不能存放于一般药斗内的是

[82 -84]

A. 乌梅与阿司匹林

B. 乌贝散与头孢拉定

C. 石膏与四环素

D. 麻黄与呋喃唑酮

E. 大黄与利福平

82. 能减少药物排泄的中西药联用药组是

83. 能发生酶抑反应的中西药联用药组是

84. 影响药物透过生物膜吸收的中西药联用药组是

[85－86]

A. 盐炙品

B. 蜜炙品

C. 炭制品

D. 烫制品

E. 麸炒品

85. 枳壳一般使用

86. 补骨脂一般使用

[87－88]

A. 影响药物吸收

B. 影响药物分布

C. 影响药物代谢

D. 增加药物排泄

E. 减少药物排泄

87. 大山楂丸与红霉素联用，能

88. 冰硼散与磺胺类药物联用，能

[89－90]

A. 角弓反张，痉挛

B. 牙关紧闭，心律失常

C. 大汗，脱发，口唇糜烂

D. 吐血、咯血、便血、尿血、黄疸

E. 口腔黏膜充血，牙龈肿胀，少尿

89. 过量服用含有马钱子的药物会引起

90. 过量服用含有乌头的药物会引起

三、综合分析选择题（共20题，每题1分。题干分为若干组，每组题目基于同一个临床情景、病例、实例或者案例的背景信息逐题展开。每题的备选项中，只有一个最佳答案。）

[91－92]

某女，32岁，平素性情急躁易怒，月经不调。因胃痛1周就诊。胃脘灼痛，痛势急迫，烧心泛酸，口苦口干，舌红苔黄，脉弦。

91. 该患者舌红提示属于

A. 虚寒证

B. 实热证

C. 虚热证

D. 瘀血证

E. 痰湿证

92. 该患者弦脉提示病位相关之脏是

A. 肝

B. 心

C. 脾

D. 肺

E. 肾

[93 - 94]

患者表现有腰膝酸软，头晕耳鸣，烦热，潮热盗汗，舌红，脉细数。根据脏腑辨证，回答下列问题：

93. 该患者应辨证为

A. 肾阴虚
B. 肾精不足
C. 肾阳虚
D. 肾气不固
E. 肾不纳气

94. 若出现咳嗽咳血，两颧潮红，盗汗遗精等，最宜辨证为

A. 心肾阴虚
B. 肾不纳气
C. 肺肾阴虚
D. 肺肾气虚
E. 肝火犯肺

[95 - 98]

某患者，男，66岁，症见胸痛彻背，感寒痛甚，胸闷气短，心悸，形寒肢冷，面白。舌苔白，脉沉迟或沉紧。请回答下列问题：

95. 该患者应诊断为

A. 虚劳
B. 痹症
C. 胸痹
D. 中风
E. 胃痛

96. 该患者应辨为何证

A. 气虚血瘀
B. 气滞血瘀
C. 痰瘀痹阻
D. 寒凝心脉
E. 气阴两虚

97. 针对此证，应采用的治法是

A. 益气活血
B. 行气活血
C. 豁痰化瘀
D. 温阳散寒
E. 益气养阴

98. 治疗方剂应选用

A. 补阳还五汤
B. 血府逐瘀汤
C. 瓜蒌薤白半夏汤合丹参饮
D. 乌头赤石脂丸
E. 生脉散

[99 - 102]

某患者，女，40岁，症见胃脘胀痛，连及胁肋，嗳气后疼痛减轻，生气时胃痛加重，食欲不振。舌红，苔薄白，脉弦。请回答下列问题：

99. 该患者应诊断为

A. 郁证
B. 虚劳

C. 中暑

D. 胸痹

E. 胃痛

100. 该患者应辨为何证

A. 肝胃郁热

B. 肝胃不和

C. 脾胃虚寒

D. 寒凝气滞

E. 饮食停滞

101. 针对此证,应采用的治法是

A. 温中散寒,和胃止痛

B. 导滞和胃

C. 舒肝理气,和胃止痛

D. 疏肝泄热,和胃止痛

E. 温中健脾,和胃止痛

102. 治疗中成药应选用

A. 附子理中丸

B. 保和丸

C. 柴胡疏肝丸

D. 三九胃泰颗粒

E. 香砂养胃丸

[103 - 106]

某患者,女,56岁,症见头痛而眩,心烦易怒,夜寐不宁,兼胁痛,面红口苦。苔薄黄,脉弦有力。请回答下列问题:

103. 该患者应诊断为

A. 眩晕

B. 不寐

C. 郁证

D. 头痛

E. 中暑

104. 该患者应辨为何证

A. 风寒头痛

B. 风热头痛

C. 肝阳上亢

D. 瘀血阻络

E. 胃火上攻

105. 针对此证,应采用的治法是

A. 祛瘀通络

B. 清热泻火

C. 疏风清热

D. 祛风散寒

E. 平肝潜阳

106. 治疗中成药应选用

A. 川芎茶调颗粒

B. 芎菊上清丸

C. 通天口服液

D. 正天丸

E. 天麻钩藤颗粒

[107 - 110]

某患者,男,36岁,症见大便秘结,欲便不得,嗳气频作,胸胁痞满,甚则腹中胀痛,纳食减

少。舌苔薄腻,脉弦。请回答下列问题:

107. 该患者应诊断为

A. 胃火　　B. 头痛

C. 便秘　　D. 脾虚

E. 肝火

108. 该患者应辨为何证

A. 热结肠胃　　B. 气滞郁结

C. 津亏肠燥　　D. 阳虚寒凝

E. 肾阴亏虚

109. 针对此证,应采用的治法是

A. 清热润肠通腑　　B. 顺气行滞

C. 养血润燥　　D. 温通开秘

E. 补火助阳

110. 治疗方剂应选用

A. 苁蓉通便口服液　　B. 麻仁丸

C. 槟榔四消丸　　D. 清宁丸

E. 一清胶囊

四、多项选择题(共 10 题,每题 1 分。每题的备选项中有 2 个或 2 个以上正确答案。少选、错选、多选均不得分。)

111. 阴阳偏衰的治疗原则是

A. 补其不足　　B. 实者泻之

C. 虚则补之　　D. 损者益之

E. 损其有余

112. "土爰稼穑"是指土具有

A. 生化作用　　B. 收敛作用

C. 滋润作用　　D. 受纳作用

E. 承载作用

113. 康复的原则有

A. 形神共养　　B. 调养气血

C. 调养阴阳　　D. 协调脏腑

E. 疏通经络

114. 虚寒呃逆的主要临床症状有

A. 气弱无力　　B. 呃声低沉而长

C. 呃声高亢而短　　D. 呃声响而有力

E. 有酸腐气味

115. 执业药师在咨询服务和用药指导过程中，需特别提示的情形有

A. 首次使用的药品
B. 多种药物合并应用
C. 使用含有毒成分的药品
D. 处方用法与说明书不一致
E. 使用需特殊条件贮存的药品

116. 根据藏药理论，土元的属性包括

A. 沉
B. 稳
C. 坚
D. 黏
E. 寒

117. 滑脉的临床意义为

A. 痰饮
B. 痛证
C. 实热
D. 食滞
E. 妊娠

118. 气陷证常见临床表现有

A. 少气倦怠
B. 腹部坠胀
C. 脉弱
D. 呼吸气微
E. 子宫脱垂

119. 影响中药质量变异的环境因素有

A. 湿度
B. 温度
C. 日光
D. 空气
E. 害虫

120. 引起中药变质的外界因素有

A. 温度
B. 湿度
C. 空气
D. 日光
E. 害虫

绝密★启用前

考生姓名	
考生编号	

国家执业药师资格考试最后密押5套卷

中药学综合知识与技能试卷(2)

考生注意事项

1. 考生必须严格遵守各项考场规则。

(1)**在考试开考15分钟后不得入场。**

(2)交卷出场时间不得早于考试结束前30分钟。

(3)交卷结束后,不得再进考场续考,也不得在考场附近逗留或交谈。

2. 答题前,考生须在答题卡上填写考生姓名、报考单位和考生编号,同时涂写考试科目和考生编号的信息点。

3. 答案必须按要求涂写在指定的答题卡上,写在其他地方无效。

(1)填涂部分应该按照答题卡上的要求用2B铅笔完成,若要改动,必须用橡皮擦干净。

(2)书写部分必须用(蓝)黑色字迹钢笔、圆珠笔或签字笔在答题卡上作答。字迹要清楚。

4. **考试结束后,将答题卡装入原试卷袋中,试卷交给监考人员。**

中药学综合知识与技能试卷(2)

一、最佳选择题(共40题,每题1分。每题的备选项中,只有1个最符合题意。)

1. 中医学整体观念的内涵是
   A. 人体是一个有机的整体
   B. 自然界是一个统一的整体
   C. 昼夜晨昏对人体的影响
   D. 人体是一个整体,人和自然界的统一性
   E. 脏腑肢体官窍联结成一个整体

2. 古人提出“春夏养阳,秋冬养阴”旨在强调
   A. 阳气的重要性
   B. 春夏重在保养阳气
   C. 秋冬重在保养阴气
   D. 保养阴气的重要性
   E. 调养四时阴阳的重要性

3. 根据五行学说,金的特性为
   A. 生长
   B. 生化
   C. 升发
   D. 收敛
   E. 滋润

4. 有藏泄互用关系的两脏是
   A. 心与肺
   B. 肺与肾
   C. 肾与肝
   D. 肝与脾
   E. 脾与心

5. 肾所化生的液是
   A. 泪
   B. 汗
   C. 涎
   D. 涕
   E. 唾

6. 依据七情内伤致病的理论,悲哀太过常导致
   A. 气上
   B. 气结
   C. 气消
   D. 气下
   E. 气乱

7. 中医诊断用以分辨邪正盛衰的纲领是
   A. 阴阳
   B. 表里
   C. 寒热
   D. 虚实
   E. 气血

8. 在养生防病时,对阴盛体质的宜忌是

A. 宜寒忌温
B. 宜凉忌热
C. 宜平忌消
D. 宜泻忌补
E. 宜温忌寒

9. 具有黏滞特性的外感病邪是
A. 风邪
B. 寒邪
C. 湿邪
D. 暑邪
E. 燥邪

10. 六淫中最易导致疼痛的邪气是
A. 寒邪
B. 火邪
C. 风邪
D. 燥邪
E. 湿邪

11. 缓则治本的治则适用于
A. 腹水鼓胀
B. 肠热便秘
C. 虚人感冒
D. 肺痨咳嗽
E. 湿热泄泻

12. 属于反治的是
A. 热者寒之
B. 寒者热之
C. 热因热用
D. 虚则补之
E. 实则泻之

13. 胸胀痛而走窜,嗳气痛减者,属于
A. 痰饮
B. 气滞
C. 肺痈
D. 肺热
E. 肺痨

14. 肝胆湿热证的临床表现不包括
A. 胁肋满闷疼痛
B. 小便短赤
C. 少腹胀痛
D. 舌苔黄腻,脉弦数
E. 带下色黄腥臭

15. 根据藏药八性理论,治疗赤巴病采用的药物性能是
A. 热锐
B. 凉钝
C. 轻糙
D. 柔软
E. 重腻

16. 三酰甘油高于正常值,其临床意义是
A. 肝功能严重障碍
B. 甲状腺功能亢进
C. 肾上腺皮质功能减退
D. 甲状旁腺功能亢进
E. 动脉粥样硬化

17. 不会引起嗜酸性粒细胞计数升高的疾病是

A. 荨麻疹

B. 药物性皮疹

C. 支气管哮喘

D. 严重烧伤

E. 湿疹

18. 处方写大腹子应付

A. 槟榔

B. 南沙参

C. 大黄

D. 杜仲

E. 肉苁蓉

19. 处方写延胡索应付

A. 酒炒品

B. 清炒品

C. 麸炒品

D. 醋炙品

E. 盐炙品

20. 引起血清肌酸激酶(CK)增高的疾病是

A. 早期急性心肌梗死

B. 甲状腺功能亢进

C. 急性颅脑损伤

D. 成人脑膜炎

E. 癫痫大发作

21. 对正气过于虚弱的正虚邪实病证,应采取的治则是

A. 扶正

B. 祛邪

C. 扶正与祛邪兼用

D. 先祛邪后扶正

E. 先扶正后祛邪

22. 治实寒证应采取的方法是

A. 寒因寒用

B. 以寒治寒

C. 用寒远寒

D. 以寒治热

E. 寒者热之

23. 某患者,50 岁,症见眩晕耳鸣,面白无华,爪甲不荣,夜寐多梦,视力减退,舌淡苔白,脉弦细。此证属于

A. 肝阳化风

B. 热极生风

C. 血虚生风

D. 肝阴虚

E. 肝血虚

24. 某患者,60 岁,症见久咳,短气乏力,痰多清稀,腹胀便溏,足面浮肿。舌淡苔白,脉细弱。此证属于

A. 心肺两虚

B. 心脾两虚

C. 心肾不交

D. 肺脾两虚

E. 肝火犯肺

25. 下列属于反治法的是

A. 抑强扶弱

B. 标本兼治

C. 实则泻之

D. 通因通用

E. 用寒远寒

26. 妊娠慎用的中药是

A. 桂枝

B. 麻黄

C. 防风

D. 连翘

E. 黄芩

27. 表邪未解者忌用的中药是

A. 固表止汗药

B. 活血化瘀药

C. 苦寒清热药

D. 淡渗利湿药

E. 涩肠止泻药

28. 调配饮片时,每剂中药的重量误差应控制在

A. ±1%以内

B. ±2%以内

C. ±3%以内

D. ±5%以内

E. ±10%以内

29. 妊娠慎用的中成药是

A. 六味地黄丸

B. 牛黄上清丸

C. 香砂养胃丸

D. 天王补心丹

E. 九味羌活丸

30. 一般中药炮制品的绝对含水量应控制在

A. 5%~10%

B. 5%~13%

C. 7%~10%

D. 7%~13%

E. 7%~15%

31. 处方写寸云应付

A. 槟榔

B. 南沙参

C. 大黄

D. 杜仲

E. 肉苁蓉

32. 雄黄的用量为

A. 0.3~0.6 g

B. 0.03~0.06 g

C. 0.05~0.1 g

D. 3~15 g

E. 0.015~0.03 g

33. 某男,56岁。遍体浮肿,腹胀,二便不利,服用峻下逐水的舟车丸,为防伤正气,联用的中成药是

A. 二陈丸

B. 平胃丸

C. 四君子丸

D. 附子理中丸

E. 六味地黄丸

34. 下列配伍应用的药组中，属于不合理联用的是

A. 附子理中丸与四神丸
B. 归脾丸与人参养荣丸
C. 朱砂安神丸与天王补心丹
D. 六味地黄丸与补中益气丸
E. 二陈丸与平胃散

35. 治疗肝肾阴虚型高血压，脑立清片应配伍

A. 附子理中丸
B. 四神丸
C. 归脾丸
D. 人参养荣丸
E. 六味地黄丸

36. 因含马来酸氯苯那敏，所以服药期间不宜驾驶车辆、管理机械及高空作业的咳嗽类非处方药是

A. 止嗽定喘口服液
B. 芒果止咳片
C. 二母宁嗽丸
D. 雪梨膏
E. 秋梨润肺膏

37. 开创内伤杂病辨证论治体系的医学典籍是

A.《伤寒论》
B.《金匮要略》
C.《千金翼方》
D.《外台秘要》
E.《太平圣惠方》

38. 中国古代收方最多的方书是

A.《普济方》
B.《千金要方》
C.《千金翼方》
D.《和剂局方》
E.《太平圣惠方》

39. 中药不良反应的概念是

A. 患者接受正常剂量的药物时出现的任何有伤害的和与用药目的相关的反应
B. 患者接受正常剂量的药物时出现的任何有伤害的和与用药目的无关的反应
C. 患者接受超剂量的药物时出现的任何有伤害的和与用药目的无关的反应
D. 患者接受超剂量的药物时出现的任何有伤害的和与用药目的有关的反应
E. 以上均不是

40. 因服用过量而发生药物不良反应，可致呼吸麻痹而死亡的中药是

A. 细辛
B. 使君子
C. 胆矾
D. 雷公藤
E. 香加皮

二、配伍选择题(共 50 题，每题 1 分。备选答案在前，试题在后。每组题均对应同一组备选答案，每题只有一个正确答案。每个备选答案可重复选用，也可不选用。)

[41 – 42]

A. 肝
B. 心

C. 脾

D. 肺

E. 肾

41. 能调畅情志的是

42. 主生长、发育的是

[43－44]

A. 切诊

B. 闻诊

C. 听诊

D. 望诊

E. 扪诊

43. 通过触按患者脉搏或身体其他部位以了解病情的方法是

44. 通过听声音、嗅气味以了解病情的方法是

[45－47]

A. 神志清楚，两眼灵活

B. 本已意识不清，突然精神转“佳”

C. 登高而歌，弃衣而走

D. 表情淡漠，闷闷不乐，哭笑无常

E. 循衣摸床，撮空理线

45. 癫病多表现为

46. 属得神的表现是

47. 属失神的表现是

[48－49]

A. 痿软舌

B. 瘦薄舌

C. 齿痕舌

D. 裂纹舌

E. 芒刺舌

48. 热盛津伤可见

49. 脾虚湿盛可见

[50－52]

A. 呼吸不畅，胸闷气短

B. 呼吸有力，声高气粗

C. 呼吸困难，短促急迫

D. 呼吸困难，喉中有声

E. 呼多吸少，气不得续

50. 实喘多见

51. 虚喘多见

52. 哮证多见

[53－55]

A. 通宣理肺丸

B. 二母宁嗽丸

C. 蛇胆川贝液

D. 固本止咳片

E. 小青龙合剂

53. 治疗咳嗽燥邪伤肺证，宜选用的中成药是

54. 治疗咳嗽风寒犯肺证，宜选用的中成药是
55. 治疗咳嗽痰热壅肺证，宜选用的中成药是

[56－58]

A. 泻下粪便臭如败卵，伴未消化食物，嗳腐吞酸

B. 泻下急迫，泻而不爽，肛门灼热，小便短黄

C. 大便时溏时泻，稍进油腻食物，便次明显增多

D. 黎明之时，脐腹作痛，肠鸣即泻，泻后则安

E. 泄下清稀，甚者如水样，腹痛肠鸣，脘闷食少

56. 泄泻脾肾阳虚证的临床症状是
57. 泄泻湿热内蕴证的临床症状是
58. 泄泻食伤肠胃证的临床症状是

[59－61]

A. 桂附地黄丸　B. 四物汤

C. 附子理中汤　D. 四君子汤

E. 沙参麦冬汤

59. 治疗虚劳阴虚证，宜选用的方剂是
60. 治疗虚劳血虚证，宜选用的方剂是
61. 治疗虚劳气虚证，宜选用的方剂是

[62－63]

A. 肝　B. 心

C. 脾　D. 肺

E. 肾

62. 能藏血的是
63. 能藏精的是

[64－66]

A. 先煎　B. 后下

C. 包煎　D. 冲服

E. 烊化

64. 使用龟鹿二仙胶时应
65. 使用钩藤时应
66. 使用车前子时应

[67－68]

A. 脓血便　B. 鲜血便

C. 柏油便　D. 白陶土便

E. 稀糊状便

67. 阻塞性黄疸可见
68. 上消化道出血可见
［69－71］
A. 患者
B. 提供以患者为中心的药学服务
C. 药师的责任
D. 提供以社会公众为中心的药学服务
E. 医师的责任
69. 全球药师共同追求的目标是
70. 实施全程化的药学服务是
71. 执业药师由关注药物转向直接面向
［72－73］
A. 淡盐水
B. 姜汤
C. 米汤
D. 黄酒
E. 清茶
72. 内服大补阴丸宜用的药引是
73. 内服四神丸宜用的药引是
［74－77］
A. 协同增效
B. 降低西药的不良反应
C. 降低药物疗效
D. 产生不良反应
E. 增加排泄
74. 朱砂安神丸与溴化钾联用，能
75. 磁朱丸与喹诺酮类药物联用，能
76. 含麻黄类中药治疗哮喘，与巴比妥类西药联用，能
77. 枳实与庆大霉素联用，能
［78－79］
A. 含安乃近的中成药
B. 含对乙酰氨基酚的中成药
C. 含阿司匹林的中成药
D. 含马来酸氯苯那敏的中成药
E. 含盐酸吗啉胍的中成药
78. 抗感灵片属于
79. 贯黄感冒颗粒属于
［80－83］
A. 归脾汤
B. 龙胆泻肝汤
C. 六味地黄丸
D. 朱砂安神丸
E. 三黄汤
80. 某患者，症见心烦不寐，烦躁不宁，小便短赤，口舌生疮。应选用的方药为
81. 某患者，症见不寐多梦，急躁易怒，伴头晕头胀，目赤耳鸣，口干口苦，便秘尿赤，不思饮食。

应选用的方药为

82. 某患者，症见心烦不眠，入睡困难，心悸多梦，头晕耳鸣，健忘，腰膝酸软，潮热盗汗，五心烦热。应选用的方药为

83. 某患者，症见多梦易醒，心悸健忘，头晕目眩，神疲食少，四肢倦怠，面色少华。应选用的方药为

[84 - 86]

A. 洗胃　　B. 及时供氧

C. 服用活性炭　　D. 先饮用大量浓茶

E. 及时服鸡蛋清

处理中药不良反应时

84. 严重心功能不全患者禁用

85. 消化道黏膜被腐蚀的中毒患者禁用

86. 急性中毒出现呼吸衰竭者应

[87 - 88]

A. 滋水涵木法　　B. 益火补土法

C. 培土生金法　　D. 金水相生法

E. 抑木扶土法

87. 温肾阳以补脾阳的治法是

88. 用泻肝健脾法治疗肝旺脾虚证的方法又称

[89 - 90]

A. 肝经风热　　B. 水肿

C. 津液亏耗　　D. 湿热

E. 气血不足

89. 眼窝下陷，属于

90. 小儿睡眠露睛，属于

三、综合分析选择题（共 20 题，每题 1 分。题干分为若干组，每组题目基于同一个临床情景、病例、实例或者案例的背景信息逐题展开。每题的备选项中，只有一个最佳答案。）

[91 - 94]

某患者，男，76 岁，症见音喑失语，心悸气短，耳鸣，腰膝酸软，舌红苔薄少，脉细无力。请回答下列问题：

91. 该患者应诊断为

A. 头痛　　B. 中风

C. 肾虚　　D. 心悸

E. 虚劳

92. 该患者应辨为何证

A. 肝阳上亢
B. 风痰阻络
C. 气虚血瘀
D. 肝血亏虚
E. 肾精亏损

93. 针对此证,应采用的治法是
A. 平肝潜阳
B. 益气活血
C. 滋肾利窍
D. 祛风涤痰
E. 补血养肝

94. 治疗方剂应选用
A. 地黄饮子
B. 脑立清丸
C. 天麻钩藤颗粒
D. 解语丹
E. 补阳还五汤

[95 - 98]

某患者,男,23岁,症见黎明之前,脐腹作痛,肠鸣即泻,泻后则安,腹部喜温,形寒肢冷,腰膝酸软。舌淡苔白,脉沉细。请回答下列问题:

95. 该患者应诊断为
A. 胃痛
B. 腹痛
C. 泄泻
D. 阳虚
E. 风寒

96. 该患者应辨为何证
A. 脾肾阳虚
B. 脾胃气虚
C. 湿热内蕴
D. 食伤肠胃
E. 胃火上攻

97. 针对此证,应采用的治法是
A. 消食导滞
B. 清热利湿
C. 健脾益气,化湿止泻
D. 温肾健脾,固涩止泻
E. 清热泻火

98. 治疗方剂应选用
A. 参苓白术散
B. 葛根芩连汤
C. 保和丸
D. 三黄汤
E. 四神丸

[99 - 102]

某患者,男,56岁,症见小便频数,甚则饮一溲一,手足心热,咽干舌燥,面容憔悴,耳轮干枯,腰膝酸软,畏寒肢冷。舌淡苔白乏津,脉沉细无力。请回答下列问题:

99. 该患者应诊断为
A. 癃闭
B. 中暑

C. 淋证
D. 消渴
E. 阳痿

100. 该患者应辨为何证
A. 阴虚燥热
B. 脾胃气虚
C. 阴阳两虚
D. 肾阴亏虚
E. 肝血亏虚

101. 针对此证,应采用的治法是
A. 养阴润燥
B. 健脾益气
C. 滋养肾阴
D. 滋阴补血
E. 温阳滋肾

102. 治疗方剂应选用
A. 杞菊地黄丸
B. 金匮肾气丸
C. 参苓白术散
D. 玉女煎
E. 大补阴丸

[103 - 106]

某患者,男,30 岁,症见咽中不适,如有物梗阻,咽之不下,咯之不出,胸中闷窒,兼胁痛。苔白腻,脉弦滑。请回答下列问题:

103. 该患者应诊断为
A. 感冒
B. 郁证
C. 胸痹
D. 咽喉肿痛
E. 咳嗽

104. 该患者应辨为何证
A. 肝气郁结
B. 心脾两虚
C. 痰气郁结
D. 脾虚湿盛
E. 肝火上炎

105. 针对此证,应采用的治法是
A. 化痰利气
B. 舒肝解郁
C. 健脾养心
D. 燥湿化痰
E. 行气利水

106. 治疗方剂应选用
A. 逍遥散
B. 归脾汤
C. 越鞠丸
D. 柴胡舒肝丸
E. 半夏厚朴汤

[107 - 110]

某患者,男,30 岁,症见肢体关节紧痛,痛有定处,遇寒痛增,得温痛减,痛处不红不热而常有冷感，关节不可屈伸。苔薄白，脉弦紧。请回答下列问题：

107. 该患者应诊断为

A. 癃闭　　B. 中风

C. 虚劳　　D. 痹症

E. 头痛

108. 该患者应辨为何证

A. 行痹　　B. 着痹

C. 痛痹　　D. 尪痹

E. 热痹

109. 针对此证，应采用的治法是

A. 祛风通络，清热燥湿　　B. 温经散寒，祛风除湿

C. 祛风通络，散寒除湿　　D. 化痰祛瘀，滋养肝肾

E. 除湿通络，祛风散寒

110. 治疗方剂应选用

A. 防风汤　　B. 薏苡仁汤

C. 乌头汤　　D. 桃红饮合独活寄生汤

E. 九味羌活丸

四、多项选择题（共 10 题，每题 1 分。每题的备选项中有 2 个或 2 个以上正确答案。少选、错选、多选均不得分。）

111. 对肾的“志液体华窍”描述正确的是

A. 在志为悲　　B. 在液为唾

C. 在体为骨　　D. 其华在发

E. 在窍为耳及二阴

112. 疫疠邪气的致病特点包括

A. 发病急骤　　B. 病情较重

C. 症状相似　　D. 传染性强

E. 易于流行

113. 形成血瘀的常见原因有

A. 气滞　　B. 气虚

C. 外伤　　D. 寒邪

E. 热邪

114. 既病防变的基本原则有

A. 成功免疫　　B. 早期诊治

C. 讲究卫生　　D. 控制传变

E. 防止复发

115. 涩脉所主的病证有

A. 气滞
B. 实热
C. 痰饮
D. 血瘀
E. 精伤

116. 气的功能包括

A. 推动作用
B. 温煦作用
C. 防御作用
D. 固摄作用
E. 气化作用

117. 肝胃不和的主要症状有

A. 胃脘胀痛
B. 生气时疼痛减轻
C. 嗳气后胃痛加重
D. 食欲不振
E. 脉弦

118. 下列饮片易发生软化、融化的有

A. 党参
B. 松香
C. 薏苡仁
D. 芦荟
E. 细辛

119. 红花注射液的不良反应有

A. 脘腹痞闷
B. 呼吸困难
C. 胸闷
D. 过敏样反应
E. 过敏性休克

120. 合理用药基本原则中“经济”的含义包括

A. 用药不滥
B. 经济实用
C. 保护环境
D. 降低发病率
E. 用法简便

绝密★启用前

考生姓名	
考生编号	

国家执业药师资格考试最后密押5套卷

中药学综合知识与技能试卷(3)

考生注意事项

1. 考生必须严格遵守各项考场规则。

(1)**在考试开考15分钟后不得入场。**

(2)交卷出场时间不得早于考试结束前30分钟。

(3)交卷结束后,不得再进考场续考,也不得在考场附近逗留或交谈。

2. 答题前,考生须在答题卡上填写考生姓名、报考单位和考生编号,同时涂写考试科目和考生编号的信息点。

3. 答案必须按要求涂写在指定的答题卡上,写在其他地方无效。

(1)填涂部分应该按照答题卡上的要求用2B铅笔完成,若要改动,必须用橡皮擦干净。

(2)书写部分必须用(蓝)黑色字迹钢笔、圆珠笔或签字笔在答题卡上作答。字迹要清楚。

4. 考试结束后,将答题卡装入原试卷袋中,试卷交给监考人员。

中药学综合知识与技能试卷(3)

一、最佳选择题(共40题,每题1分。每题的备选项中,只有1个最符合题意。)

1. 中医学的指导思想是

A. 阴阳学说
B. 五行学说
C. 辨证论治
D. 整体观念
E. 藏象学说

2. 从冬至春及夏,气候从寒冷逐渐转暖变热,体现出

A. 阴阳的对立制约
B. 阴阳的互根互用
C. 阴阳的消长平衡
D. 阴阳的相互转化
E. 以上均不是

3. 下列是按相生规律制定的是

A. 佐金平木
B. 益火补土
C. 培土制水
D. 泻南补北
E. 抑木扶土

4. 据五行相克规律确定的治法不包括

A. 抑木扶土法
B. 培土制水法
C. 滋水涵木法
D. 佐金平木法
E. 泻南补北法

5. 某男,20岁,身体偏热,多动,好兴奋,其体质类型应辨为

A. 偏阴质
B. 偏阳质
C. 瘀血质
D. 痰湿质
E. 阴阳平和质

6. 具有“藏而不泻”特点的是

A. 五脏
B. 六腑
C. 奇恒之腑
D. 五体
E. 五液

7. 具有生风动血致病特点的外感病邪是

A. 风邪
B. 寒邪
C. 暑邪
D. 燥邪
E. 火邪

8. “筋之余”是

A. 发
B. 爪
C. 毛
D. 唇
E. 面

9. 肺主气功能的核心是
A. 主气的生成
B. 主呼吸
C. 调节气机
D. 主宣发
E. 主肃降

10. 攻补兼施治则适用于
A. 真虚假实证
B. 真实假虚证
C. 虚实夹杂证
D. 虚证
E. 实证

11. 某女,35 岁,胃痛胀满,嗳腐恶食,矢气后痛减,医生辨为饮食停滞,治宜选用的中成药是
A. 良附丸
B. 保和丸
C. 左金丸
D. 四神丸
E. 健脾丸

12. 某女,55 岁,头痛 10 年,久治不愈。痛如针刺,固定不移。舌紫,脉细涩。治宜选用的方剂是
A. 补阳还五汤
B. 川芎茶调散
C. 通窍活血汤
D. 羚羊钩藤汤
E. 龙胆泻肝汤

13. "夺血者无汗"的理论基础是
A. 气能生津
B. 气能行津
C. 气能摄津
D. 津能载气
E. 津血同源

14. 某男,28 岁,患痤疮,症见面部粟疹累累,色红,疼痛,时有脓疱,口干渴,大便秘结,小便短赤。舌质红,苔薄黄,脉弦滑。治宜选用的方剂是
A. 二陈汤
B. 枇杷清肺饮
C. 茵陈蒿汤
D. 防风通圣散
E. 桃红四物汤

15. 某男,6 岁,厌食,面色萎黄,神疲多汗,大便稀薄,夹有未消化食物,形体偏瘦,肢倦乏力,治疗宜选用方剂是
A. 消乳丸
B. 归脾丸
C. 四物汤
D. 清宁丸
E. 异功散

16. 妇女带下色白,清稀如涕,无臭味,多属

A. 脾虚湿注
B. 冲任亏虚
C. 肝经郁热
D. 湿热下注
E. 以上都不是

17. 肾阴虚的临床表现不包括
A. 形寒肢冷
B. 头晕目眩
C. 遗精
D. 五心烦热
E. 盗汗

18. 自汗多因
A. 阴虚内热
B. 气虚卫阳不固
C. 邪正相争
D. 阳气暴脱
E. 血虚

19. 小便时尿道疼痛,并常伴有急迫、艰涩、灼热等感觉的,属于
A. 脾气亏虚
B 湿热下注
C. 肾气不固
D. 水湿内停
E. 肾阳虚

20. 知饥不食、舌红少苔常见于
A. 胃气虚证
B. 胃热证
C. 肝胃不和证
D. 胃阴虚证
E. 食滞胃脘证

21. 属于配伍禁忌的药物,不能装于一斗或上下药斗中的是
A. 板蓝根和大青叶
B. 当归和川芎
C. 萹蓄和瞿麦
D. 丁香与郁金
E. 牡丹皮和赤芍

22. 最易泛油的中药是
A. 苦参
B. 当归
C. 厚朴
D. 板蓝根
E. 何首乌

23. 饮片的含水量是
A. 5% ~10%
B. 5% ~13%
C. 7% ~10%
D. 7% ~13%
E. 10% ~13%

24. 服用感冒药期间不宜用的是
A. 左归丸
B. 越鞠丸
C. 二陈丸
D. 正天丸
E. 都梁丸

25. 不合理用药的主要表现,不包括

A. 辨析病证不准确,用药指征不明确

B. 疗程长短失宜,用药时间过长或过短

C. 违反用药禁忌

D. 中药或中西药不合理配伍

E. 使用贵重药品

26. 不属于功能相似的中成药联用,增强二者疗效的是

A. 附子理中丸配伍四神丸

B. 归脾丸配伍人参养荣丸

C. 脑立清配伍六味地黄丸

D. 四君子丸配伍四物合剂

E. 保和丸配伍健胃消食片

27. 下列除哪项外,均忌与扩张冠脉的中成药联用

A. 速效救心丸

B. 逍遥丸

C. 益心丸

D. 补心气液

E. 活心丹

28. 与抗生素联用可以增强作用的中药,不包括

A. 竹茹温胆汤

B. 六味地黄丸

C. 桂附地黄丸

D. 竹叶石膏汤

E. 清肺汤

29. 与西药化疗药联用可减少副作用的中药,不包括

A. 黄芪

B. 人参

C. 刺五加

D. 当归

E. 大黄

30. 与四环素类抗生素联用降低药物疗效的中药,不包括

A. 瓦楞子

B. 牡蛎

C. 龙骨

D. 海螵蛸

E. 桑螵蛸

31. 大出血时,同时伴随少气乏力的表现,其原理是

A. 气能生血

B. 气能行血

C. 气能摄血

D. 血能生气

E. 血能载气

32. 气的运动叫做

A. 气滞

B. 气机

C. 气逆

D. 气脱

E. 气陷

33. 下列中成药中属妊娠禁用的是

A. 牛黄上清丸

B. 附子理中丸

C. 安宫牛黄丸

D. 舒肝丸

E. 麻仁润肠丸

34. 为保障安全用药，减少药物不良反应发生的最基本安全措施之一是

A. 严格审查待上市新药

B. 连续追踪已上市新药

C. 合理使用药物

D. 对有不良反应的药物进行销毁

E. 拒绝有不良反应药物的使用

35. 虚证的临床表现不包括

A. 呼吸喘促

B. 形寒肢冷

C. 精神萎靡

D. 面色苍白

E. 五心烦热

36. 面目皮肤发黄，鲜明如橘色，脘腹胀满，不思饮食，恶心呕吐，口苦，舌苔黄腻，脉濡数，可诊为

A. 寒湿困脾

B. 脾虚下陷

C. 脾胃湿热

D. 脾阳虚

E. 脾气虚

37. 我国人正常的面色应该是

A. 红润

B. 黄色

C. 黄而偏白

D. 苍白无华

E. 微黄红润而有光泽

38. 由筋脉失养或阻滞不通所致的疼痛多为

A. 刺痛

B. 灼痛

C. 隐痛

D. 闷痛

E. 掣痛

39. 木贼常放于斗架的

A. 高层

B. 最低层

C. 中上层

D. 较下层

E. 中层

40. 含有毒蛋白类的中药，不包括

A. 苍耳子

B. 蓖麻子

C. 牛蒡子

D. 望江南子

E. 相思豆

二、配伍选择题（共 50 题，每题 1 分。备选答案在前，试题在后。每组题均对应同一组备选答案，每题只有一个正确答案。每个备选答案可重复选用，也可不选用。）

[41－43]

A. 辨证论治

B. 对症治疗

C. 异病同治

D. 同病异治

E. 辨病论治

41. 同种疾病，若其表现的证不同，则治法应采用

42. 不同的疾病，由于出现了相同的病机，其治法应采用

43. 根据辨证结果，确定相应的治疗原则和方法，称为

［44－45］

A. 气海
B. 血海
C. 阳脉之海
D. 阴脉之海
E. 十二经脉之海

44. 督脉为

45. 任脉为

［46－48］

A. 1.78～7.14 mmol/L
B. 1.8～6.5 mmol/L
C. 3.4～17.1 μmol/L
D. 0～6.8 μmol/L
E. 1.7～10.2 μmol/L

46. 总胆红素的正常参考值为

47. 结合胆红素的正常参考值为

48. 非结合胆红素的正常参考值为

［49－51］

A. 真虚假实
B. 真实假虚
C. 虚中夹实
D. 实中夹虚
E. 上虚下实

49. 大实有羸状，其病机属于

50. 至虚有盛候，其病机属于

51. 实热伤津，气阴两伤，其病机属于

［52－53］

A. 恶寒发热
B. 但寒不热
C. 但热不寒
D. 寒热往来
E. 长期低热

52. 半表半里证常见的症状是

53. 虚寒证多见的症状是

［54－55］

A. 无汗
B. 盗汗
C. 战汗
D. 绝汗
E. 自汗

54. 风寒表实证多见

55. 气虚卫阳不固多见

[56 - 57]

A. 咳喘无力,气短懒言
B. 干咳少痰,颧红潮热
C. 干咳无痰,鼻燥咽干
D. 咳嗽痰多,色白而黏
E. 咳嗽咯痰,发热恶寒

56. 风寒犯肺常见的症状是
57. 肺阴虚证常见的症状是

[58 - 59]

A. 淫羊藿
B. 天冬
C. 华山参
D. 滑石
E. 商陆

58. 孕妇禁用的中药是
59. 孕妇慎用的中药是

[60 - 61]

A. 痰浊上犯于头
B. 痰停于胃
C. 痰迷心窍
D. 痰滞在肺
E. 痰火扰心

60. 神昏痴呆,中医认为是
61. 癫狂,中医认为是

[62 - 63]

A. 温经汤
B. 丹栀逍遥散
C. 固阴煎
D. 膈下逐瘀汤
E. 固冲汤

62. 治疗痛经阳虚内寒证,宜选用的方剂是
63. 治疗痛经气滞血瘀证,宜选用的方剂是

[64 - 65]

A. 煅制品
B. 蜜炙品
C. 醋炙品
D. 盐炙品
E. 烫制品

64. 处方名益智仁,调剂时应付
65. 处方名延胡索,调剂时应付

[66 - 67]

A. 瓜蒌
B. 白芍
C. 丹参
D. 甘草
E. 乌头

根据中药“十八反”

66. 与海藻相反的中药是

67. 与半夏相反的中药是

[68－70]

A. 薄荷　　B. 阿胶

C. 蒲黄　　D. 鹿角霜

E. 人参

68. 先煎的中药是

69. 后下的中药是

70. 包煎的中药是

[71－73]

A. 吴茱萸、蛇床子　　B. 车前子、地肤子

C. 山豆根、制川乌　　D. 马钱子、天仙子

E. 枇杷叶、侧柏叶

根据《中国药典》对有毒中药的分类

71. “小毒”中药是

72. “有毒”中药是

73. “大毒”中药是

[74－75]

A. 1～3 g　　B. 3～6 g

C. 3～9 g　　D. 5～9 g

E. 6～9 g

74. 水蛭的内服用量应是

75. 全蝎的内服用量应是

[76－77]

A. 不超过 20 ℃　　B. 避光且不超过 20 ℃

C. 2 ℃～10 ℃　　D. 10 ℃～30 ℃

E. 2 ℃～8 ℃

根据《中国药典》“凡例”【贮藏】项下的规定

76. 冷处所指的环境条件是

77. 阴凉处所指的环境条件是

[78－79]

A. 花椒　　B. 藏红花

C. 细辛　　D. 泽泻

E. 牡丹皮

采用对抗贮存法养护中药时

78. 可与冬虫夏草同贮的是
79. 可与蛤蚧同贮的是
[80 - 81]
A. 马兜铃
B. 附子
C. 朱砂
D. 雄黄
E. 马钱子
80. 金匮肾气丸含有
81. 九分散含有
[82 - 83]
A. 协同增效
B. 降低毒副反应
C. 降低用药剂量
D. 增加药物排泄
E. 减少药物排泄
82. 金银花与青霉素联用，会
83. 氯氮平与石麦汤联用，会
[84 - 85]
A. 形成络合物沉淀
B. 引发肝脏损害
C. 产生永久性结合物
D. 引发永久性耳聋
E. 引发药源性肠炎
84. 云南白药酊与扑热息痛同用，能
85. 红灵散与庆大霉素同用，能
[86 - 88]
A. 有效的
B. 最佳的
C. 缺一不可的
D. 相对的
E. 既经济又实用
86. 合理用药的概念是
87. 合理用药做出的选择是
88. 合理用药的各条基本原则是
[89 - 90]
A. 阿托品
B. 解磷定
C. 二巯基丙醇
D. 亚硝酸钠
E. 苯巴比妥钠
89. 解救蟾酥中毒，可以注射的药物是
90. 解救雄黄类药物中毒，可以注射的药物是

三、综合分析选择题(共20题,每题1分。题干分为若干组,每组题目基于同一个临床情景、病例、实例或者案例的背景信息逐题展开。每题的备选项中,只有一个最佳答案。)

[91－94]

某患者,男,30岁,症见发热,恶寒较甚,无汗,头痛鼻塞,身楚倦怠,咳嗽,咳痰无力。舌淡,苔白,脉浮无力。请回答下列问题:

91. 该患者应诊断为

A. 感冒
B. 咳嗽
C. 头痛
D. 喘证
E. 发热

92. 该患者应辨为何证

A. 风寒感冒
B. 时行感冒
C. 体虚感冒
D. 痰热郁肺
E. 风热感冒

93. 针对此证,应采用的治法是

A. 辛温解表,宣肺散寒
B. 疏散风寒,宣肺解表
C. 辛凉清润,宣肺解表
D. 宣肺解表,清热解毒
E. 益气解表,宣肺化痰

94. 治疗方剂应选用

A. 银翘散
B. 荆防败毒散
C. 桑杏汤
D. 参苏饮
E. 杏苏散

[95－96]

患者,男,40岁,长期胸前憋闷,近日加重伴胸痛,痛有定处如刺,平素形体肥胖,常感头晕,肢体沉重,胃脘痞胀纳呆,痰多易咯,舌色暗红,苔腻,脉滑。根据病例,请回答下列问题:

95. 该病应诊断为

A. 痹证
B. 胸痹
C. 胃痛
D. 眩晕
E. 咳嗽

96. 治疗宜选用的中成药是

A. 冠心苏合丸
B. 右归丸
C. 通心络胶囊
D. 丹蒌片
E. 复方丹参滴丸

[97－100]

患者,女,28岁,乳房胀痛半年,左侧乳房有肿块,月经前增大明显,伴有胸闷胁胀,善郁易怒,失眠多梦,心烦口苦,苔薄黄,脉弦滑。请回答下列问题:

97. 病名诊断为

A. 月经不调
B. 不寐
C. 乳癖
D. 郁证
E. 虚劳

98. 正确辨证应为

A. 肝郁痰凝
B. 冲任失调
C. 肝气郁结
D. 痰疲互结
E. 肝郁化火

99. 宜采用的相应治法是

A. 温阳化痰，疏肝解郁
B. 疏肝解郁，理气畅中
C. 健脾养心，补益气血
D. 疏肝理气，活血化疲
E. 疏肝理气，化痰消坚

100. 治疗宜选用

A. 消核片
B. 二仙汤和四物汤
C. 牛黄醒消丸
D. 逍遥蒌贝散加减
E. 柴胡厚朴汤加减

[101－104]

某患者，男，30岁，症见喘咳气逆，呼吸急促，胸部胀闷，痰多色白稀薄而带泡沫，兼头痛鼻塞，无汗，恶寒、发热。舌苔薄白而滑，脉浮紧。请回答下列问题：

101. 该患者应诊断为

A. 咳嗽
B. 喘证
C. 感冒
D. 胸痹
E. 头痛

102. 该患者应辨为何证

A. 痰热郁肺
B. 肾不纳气
C. 气滞血瘀
D. 风寒闭肺
E. 风热犯肺

103. 针对此证，应采用的治法是

A. 补肾纳气
B. 清热化痰
C. 宣肺散寒
D. 祛风除湿
E. 活血化瘀

104. 治疗方剂应选用

A. 清气化痰丸
B. 蛇胆川贝枇杷膏
C. 清肺抑火丸
D. 蛤蚧定喘丸
E. 麻黄汤

[105－107]

某患者，女，40 岁，症见经期提前，量多或少，经色紫红，质稠有块，经前乳房、胸胁、少腹胀痛，烦躁易怒，口苦咽干，喜叹息。舌红，苔黄，脉弦数。请回答下列问题：

105. 该患者应诊断为

A. 痛经　　B. 崩漏
C. 月经不调　　D. 带下过多
E. 癃闭

106. 该患者应辨为何证

A. 肾气虚　　B. 气滞血瘀
C. 肾虚血少　　D. 肝血虚
E. 肝经郁热

107. 针对此证，应采用的治法是

A. 补肾益气，固冲调经　　B. 疏肝解郁，清热调经
C. 活血行气，化瘀止痛　　D. 补肾益气，养血调经
E. 补气养血

[108－110]

某患者，男，25 岁，症见口腔黏膜溃疡，灼痛明显，常因过食煎炒辛辣而发，伴口渴心烦。舌红，苔黄或腻，脉数有力。请回答下列问题：

108. 该患者应诊断为

A. 厌食　　B. 牙龈肿痛
C. 胃痛　　D. 口疮
E. 头痛

109. 该患者应辨为何证

A. 三焦热盛　　B. 肝火上炎
C. 心脾积热　　D. 脾肾阳虚
E. 胃火上攻

110. 治疗中成药应选用

A. 西瓜霜粉剂　　B. 附子理中丸
C. 四神丸　　D. 逍遥丸
E. 玉屏风散

四、多项选择题（共 10 题，每题 1 分。每题的备选项中有 2 个或 2 个以上正确答案。少选、错选、多选均不得分。）

111. 瘀血形成的主要原因有

A. 外伤　　B. 气虚
C. 气滞　　D. 气逆

E. 血热

112. 引起津液不足的原因有

A. 发热
B. 多汗
C. 吐泻
D. 失血
E. 多尿

113. 肺的宣发,主要向上、向外、升宣、发散的物质是

A. 浊气
B. 清气
C. 卫气
D. 津液
E. 水谷精气

114. 气的物质来源土要包括

A. 先天之精气
B. 脏腑之气
C. 自然界之清气
D. 水谷之精气
E. 宗气

115. 阴暑的临床表现有

A. 发热恶寒
B. 无汗
C. 身重疼痛
D. 神疲倦怠
E. 舌质淡,苔薄黄,脉弦细

116. 关于罂粟壳使用管理要求的规定,下列正确的有

A. 处方须有麻醉药处方权的执业医师签名
B. 须使用麻醉药专用处方方可调配
C. 成人一次正常用量为每天 3 ~ 6 g
D. 每张处方不得超过 7 日用量
E. 须与群药一起调配

117. 粪隐血阳性可见于

A. 胃溃疡
B. 膀胱炎
C. 结肠癌
D. 胰腺炎
E. 急性白血病

118. 脾虚下陷的主要症状有

A. 子宫脱垂
B. 脱肛
C. 胃下垂
D. 慢性腹泻
E. 少腹下坠

119. 特殊人群是指

A. 婴幼儿
B. 老年人
C. 孕妇
D. 哺乳期妇女
E. 华人华侨

120. 患者选择非处方药时，执业药师需要特殊指导的人群有

A. 孕妇　　B. 儿童

C. 老年人　　D. 哺乳期妇女

E. 普通感冒患者

绝密★启用前

考生姓名	
考生编号	

国家执业药师资格考试最后密押5套卷

中药学综合知识与技能试卷(4)

考生注意事项

1. 考生必须严格遵守各项考场规则。

(1)**在考试开考15分钟后不得入场。**

(2)交卷出场时间不得早于考试结束前30分钟。

(3)交卷结束后,不得再进考场续考,也不得在考场附近逗留或交谈。

2. 答题前,考生须在答题卡上填写考生姓名、报考单位和考生编号,同时涂写考试科目和考生编号的信息点。

3. 答案必须按要求涂写在指定的答题卡上,写在其他地方无效。

(1)填涂部分应该按照答题卡上的要求用2B铅笔完成,若要改动,必须用橡皮擦干净。

(2)书写部分必须用(蓝)黑色字迹钢笔、圆珠笔或签字笔在答题卡上作答。字迹要清楚。

4. 考试结束后,将答题卡装入原试卷袋中,试卷交给监考人员。

中药学综合知识与技能试卷(4)

一、最佳选择题(共40题,每题1分。每题的备选项中,只有1个最符合题意。)

1.“热者寒之”说明了阴阳之间的何种关系

A. 阴阳制约 B. 阴阳互根

C. 阴阳对立 D. 阴阳消长

E. 阴阳转化

2. 五行中,“水”的“子”是

A. 金 B. 木

C. 水 D. 火

E. 土

3. 运化水液的是

A. 心 B. 肝

C. 脾 D. 肺

E. 肾

4. 称为“刚脏”的是

A. 心 B. 肝

C. 脾 D. 肺

E. 肾

5. 下列哪项不属于“肾气不固”的临床表现

A. 浮肿 B. 滑精

C. 早泄 D. 小便失禁

E. 带下清稀而多

6. 泌别清浊是属于

A. 胃的生理功能 B. 小肠的生理功能

C. 大肠的生理功能 D. 膀胱的生理功能

E. 肾的生理功能

7. 与血液的生成和运行有密切联系的两脏是

A. 心与脾 B. 肝与脾

C. 肺与肝 D. 肝与肾

E. 脾与肾

8. 根据常见病辨证论治的理论,时行感冒的治法是

A. 辛温解表

B. 辛凉解表

C. 清热解毒

D. 益气解表

E. 清热凉血

9. 可参考喘证辨证论治的西医疾病是

A. 上呼吸道感染

B. 多种神经症

C. 慢性肾脏疾病

D. 肺源性心脏病

E. 胃食管反流症

10. 某男，62 岁，患胸痹 5 年，胸痛胸闷，胸肋胀满，唇舌紫暗，脉涩。其证当属于

A. 寒凝心脉

B. 痰瘀痹阻

C. 气虚血瘀

D. 心肾阳虚

E. 气滞血瘀

11. “治未病”是指

A. 防止疾病的发生和发展

B. 外避病邪和既病防变

C. 未病先防和早期诊治

D. 未病先防和既病防变

E. 调养正气和控制病传

12. 中医诊断学的基本原则之一是

A. 四诊合参

B. 辨证论治

C. 整体观念

D. 辨病论治

E. 援物比类

13. 下列哪项不是得神的表现

A. 目光精彩

B. 神志清楚

C. 颧赤如妆

D. 形丰色荣

E. 呼吸调匀

14. 鼻翼扇动，多属

A. 阴虚火旺

B. 肝火上炎

C. 肺经有热

D. 脾经火热

E. 胃火上攻

15. 小儿囟门迟闭，多属

A. 温热之邪上攻

B. 吐泻伤津

C. 气血不足

D. 肾气不足，发育不良

E. 肾阴不足，虚火上炎

16. 某男，26 岁，患鼻渊，证见鼻塞，涕黄稠而量多，嗅觉差，伴头痛，发热，汗出，胸闷，咳嗽，痰多。证属风热蕴肺，治宜选用的中成药是

A. 鼻炎片

B. 藿胆片

C. 青果丸

D. 铁笛丸

E. 清咽丸

17. 具有宁心安神功效的藏药方剂是

A. 洁白丸
B. 仁青常觉
C. 志嘎汗散
D. 八味沉香散
E. 七十味珍珠丸

18. 蒙药理论认为,一个独立的药味以两个元素含量为主,其他元素为辅。形成苦味的主要元素是

A. 水、气
B. 火、气
C. 土、水
D. 火、土
E. 水、火

19. 血小板计数正常值参考范围是

A. $(10 \sim 50) \times 10^9/L$
B. $(50 \sim 100) \times 10^9/L$
C. $(100 \sim 300) \times 10^9/L$
D. $(300 \sim 500) \times 10^9/L$
E. $(500 \sim 700) \times 10^9/L$

20. 服用银翘解毒丸宜用

A. 黄酒
B. 鲜芦根煎汤
C. 米汤
D. 盐水
E. 清茶

21. 下列哪项不是心气虚与心阳虚的共同表现

A. 自汗
B. 畏寒肢冷
C. 气短
D. 心悸
E. 活动或劳累后上述症状加重

22. 厥阴头痛的特点是

A. 前额疼痛连及眉棱骨
B. 后头痛连项
C. 两侧太阳穴附近痛
D. 巅顶头痛
E. 头痛连齿

23. 根据藏药八性理论,土元偏盛药的性能是

A. 热、锐
B. 凉、钝
C. 轻、糙
D. 柔、软
E. 重、腻

24. 血糖低于正常值,其临床意义可能是

A. 妊娠呕吐
B. 甲状腺功能减退
C. 情绪紧张
D. 腺垂体功能亢进
E. 嗜铬细胞瘤

25. 若患者用药后发生严重不良反应,执业药师应首选的应对措施是

A. 检查药品质量
B. 退药息事
C. 处置不良反应
D. 赔偿患者
E. 降价销售该药

26. 七叶一枝花的正名是
A. 草河车
B. 紫河车
C. 蚤休
D. 三七花
E. 重楼

27. 处方书写补骨脂,应付
A. 盐炙品
B. 醋炙品
C. 麸炒品
D. 清炒品
E. 酒炒品

28. 服用四神丸,宜用的“药引”是
A. 黄酒
B. 姜汤
C. 米汤
D. 盐水
E. 清茶

29. 不宜装于同一个药斗的药组是
A. 泽泻与猪苓
B. 桔梗与前胡
C. 当归与川芎
D. 三棱与莪术
E. 熟地黄与黄精

30. 易虫蛀的常见剂型是
A. 蜜丸
B. 片剂
C. 栓剂
D. 颗粒剂
E. 胶囊剂

31. 因易泛油而需置阴凉干燥处贮存的饮片是
A. 山药
B. 苦参
C. 半夏
D. 当归
E. 黄柏

32. 合理用药的基本原则中首要考虑的是
A. 有效
B. 安全
C. 经济
D. 使用方便
E. 便于贮存

33. 下列饮片,除哪项外均易发霉生虫
A. 大枣,杏仁,枸杞子
B. 胆矾,乳香,冰片
C. 人参,桑葚,茯苓
D. 桑葚,天花粉,黄芪
E. 当归,陈皮,甘草

34. 肾功能不全者应慎用的中药是

A. 枸杞子

B. 菟丝子

C. 决明子

D. 青木香

E. 川楝子

35. 可抑制胃蠕动及排空，延长某些药物在胃内滞留时间的中药是

A. 玫瑰花

B. 旋覆花

C. 金银花

D. 合欢花

E. 洋金花

36. 因含有马来酸氯苯那敏，司机和登高作业者患感冒时不宜服用的中成药是

A. 强力感冒片

B. 金羚感冒片

C. 抗感灵片

D. 感冒清热颗粒

E. 舒肺糖浆

37. 因含有雄黄，过量服用可致肝肾功能损害的中成药是

A. 牛黄上清丸

B. 牛黄降压片

C. 牛黄解毒片

D. 冠心苏合丸

E. 桂枝茯苓丸

38. 具有肝脏毒性的中药是

A. 使君子

B. 黄药子

C. 女贞子

D. 车前子

E. 牛蒡子

39. 排除药物性肝损害的依据是

A. 肝肿大

B. 肝脏压痛

C. 肝区疼痛

D. 转氨酶升高

E. 病毒检测阳性

40. 下列不属于中药不良反应的是

A. 后遗效应

B. 特异性遗传因素

C. 继发反应

D. 光敏反应

E. 毒性作用

二、配伍选择题（共 50 题，每题 1 分。备选答案在前，试题在后。每组题均对应同一组备选答案，每题只有一个正确答案。每个备选答案可重复选用，也可不选用。）

[41－42]

A. 风邪

B. 湿邪

C. 暑邪

D. 燥邪

E. 火邪

41. 为百病之长的邪气是

42. 易致疮痈的邪气是

[43 -46]

A. 推动作用

B. 温煦作用

C. 防御作用

D. 固摄作用

E. 气化作用

43. 血液在脉内循行是依赖气的

44. 维持人体恒定体温是依赖气的

45. 护卫肌表是依赖气的

46. 防止血液溢出脉外是依赖气的

[47 -48]

A. 气海

B. 血海

C. 阳脉之海

D. 阴脉之海

E. 太仓

47. 冲脉为

48. 檀中为

[49 -51]

A. 疼痛剧烈

B. 肌肤不仁

C. 周身困重

D. 迫血妄行

E. 病位游移

49. 风邪的致病特点是

50. 寒邪的致病特点是

51. 火邪的致病特点是

[52 -54]

A. 血虚

B. 血热

C. 血瘀

D. 血寒

E. 出血

52. 血液不足,称为

53. 血行不畅,称为

54. 血溢脉外,称为

[55 -56]

A. 绞痛

B. 冷痛

C. 隐痛

D. 灼痛

E. 掣痛

55. 多由于火邪窜络,或阴虚阳热亢盛所致的是

56. 多是气血不足,阴寒内生,气血运行滞涩而成的是

[57-58]

A. 食欲减退
B. 消谷善饥
C. 恶闻食臭
D. 饥不欲食
E. 嗜食异物

57. 伤食多见
58. 脾胃虚弱多见

[59-62]

A. 心悸气短,体倦乏力
B. 心悸胸闷,形寒肢冷
C. 心悸心烦,唇舌色淡
D. 心悸心烦,潮热盗汗
E. 心悸胸闷,心前区刺痛

59. 心气虚证常见
60. 心血虚证常见
61. 心阴虚证常见
62. 心阳虚证常见

[63-65]

A. 肺气虚
B. 心气虚
C. 脾气虚
D. 肾气虚
E. 肺阴虚

63. 咳嗽无力,短气自汗,多见于
64. 倦怠乏力,大便溏薄,多见于
65. 神疲乏力,腰膝酸软,多见于

[66-69]

A. 缩短疗程
B. 降低毒性
C. 减少用量
D. 协同增效
E. 改善体质

66. 丙谷胺与甘草、白芍、冰片等联用,能
67. 肿瘤患者接受化疗后常出现燥热伤津的阴虚内热或气阴两虚,治以滋阴润燥清热或益气养阴中药,能
68. 珍菊降压片具有降压作用,联合盐酸可乐定治疗高血压,能
69. 苓桂术甘汤与地西泮合用,能

[70-73]

A. 影响药物吸收
B. 影响药物分布
C. 影响药物代谢
D. 增加药物排泄
E. 减少药物排泄

70. 煅龙骨与诺氟沙星联用,能

71. 乌梅与氢氧化铝联用,能
72. 冰硼散与青霉素联用,能
73. 木瓜与阿司匹林联用,能

[74 - 76]

A. 补骨脂
B. 木蝴蝶
C. 益母草
D. 重楼
E. 紫河车

74. 千张纸的处方正名是
75. 草河车的处方正名是
76. 坤草的处方正名是

[77 - 78]

A. 睡前服
B. 饭前服
C. 饭后服
D. 空腹服
E. 顿服

77. 健胃药宜
78. 泻下药宜

[79 - 80]

A. 山药
B. 麻黄
C. 阿魏
D. 滑石
E. 血竭

79. 易生虫的饮片是
80. 易变色的饮片是

[81 - 83]

A. 缩短疗程
B. 降低毒性
C. 减少用量
D. 协同增效
E. 改善体质

81. 真武汤与氢氯噻嗪合用,能
82. 贞芪扶正胶囊与环磷酰胺合用,能
83. 苓桂术甘汤与地西泮合用,能

[84 - 87]

A. 温中健脾
B. 导滞和胃
C. 舒肝理气,和胃止痛
D. 疏肝泄热,和胃止痛
E. 温中散寒,和胃止痛

84. 某患者,症见胃痛暴作,喜温恶寒,得温痛减。治疗原则为
85. 某患者,症见胃痛,脘腹胀满,嗳腐恶食。治疗原则为

86. 某患者，症见上腹部胀痛，痛连胁肋，生气时胃痛加重。治疗原则为
87. 某患者，症见胃脘灼痛，痛势急迫，烦躁易怒。治疗原则为
[88－90]

A. 口舌、四肢及全身麻木，头痛，头晕，精神恍惚，牙关紧闭

B. 头晕、头痛、烦躁不安、面部肌肉紧张、吞咽困难、伸肌与屈肌同时收缩

C. 喉咙干痛、烧灼感、口中金属味、流涎、腹痛腹泻，出现各种出血症状、黄疸

D. 胸闷、心悸、心律不齐、四肢厥冷、血压下降、心电图显示房室传导阻滞

E. 严重脱水、低蛋白血症、水肿、精神错乱、幻觉、癫痫样发作

88. 马钱子中毒的主要临床表现为
89. 雄黄中毒的主要临床表现为
90. 蟾酥中毒的主要临床表现为

三、综合分析选择题（共 20 题，每题 1 分。题干分为若干组，每组题目基于同一个临床情景、病例、实例或者案例的背景信息逐题展开。每题的备选项中，只有一个最佳答案。）

[91－94]

某患者，男，45 岁，症见干咳少痰，痰中带血，午后咳甚，五心烦热，颧红，耳鸣。舌红少苔，脉细数。请回答下列问题：

91. 该患者应诊断为

A. 出血　　B. 肾虚

C. 血虚　　D. 咳嗽

E. 感冒

92. 该患者应辨为何证

A. 风寒犯肺　　B. 风热犯肺

C. 燥邪伤肺　　D. 痰热壅肺

E. 肺肾阴虚

93. 针对此证，应采用的治法是

A. 清热化痰肃肺　　B. 滋阴润肺，止咳化痰

C. 辛凉清润　　D. 辛凉解表，宣肺清热

E. 疏散风寒，宣肺解表

94. 治疗方剂应选用

A. 杏苏散　　B. 桑菊饮

C. 百合固金汤　　D. 桑杏汤

E. 清金化痰汤

[95－98]

某患者，男，50 岁，症见眩晕而见头重如裹，胸闷恶心，食少多寐。苔白腻，脉濡滑。请回答下列问题：

95. 该患者应诊断为

A. 感冒　　B. 胸痹

C. 眩晕　　D. 不寐

E. 胃痛

96. 该患者应辨为何证

A. 肝肾阴虚　　B. 气血亏虚

C. 肝火上扰　　D. 痰浊上蒙

E. 肝郁气滞

97. 针对此证,应采用的治法是

A. 滋肾养肝　　B. 益气养血

C. 涤痰宣窍　　D. 清肝泻火

E. 疏肝理气

98. 治疗方剂应选用

A. 涤痰汤　　B. 杞菊地黄丸

C. 八珍汤　　D. 龙胆泻肝汤

E. 逍遥丸

[99－102]

某患者,男,46岁,症见不耐寒热,头晕,神疲乏力,口渴,自汗,盗汗,舌质淡,舌面少津,苔白,脉沉细或沉细数。请回答下列问题:

99. 该患者应诊断为

A. 头晕　　B. 感冒

C. 气虚　　D. 郁证

E. 虚劳

100. 该患者应辨为何证

A. 阴阳两虚　　B. 阳虚

C. 阴虚　　D. 血虚

E. 气虚

101. 针对此证,应采用的治法是

A. 养阴生津　　B. 阴阳双补

C. 补血养肝　　D. 补阳温中

E. 益气补虚

102. 治疗方剂应选用

A. 理中汤　　B. 沙参麦冬汤

C. 桂附地黄丸　　D. 四物汤

E. 四君子汤

[103－106]

某患者，男，20岁，症见皮疹颜色暗红，以结节、脓肿、囊肿、瘢痕为主，舌质暗红，苔黄腻，脉弦滑。请回答下列问题：

103. 该患者应诊断为

A. 痤疮　　B. 疮疖

C. 瘾疹　　D. 疔毒

E. 乳癖

104. 该患者应辨为何证

A. 肠道湿热　　B. 肺经风热

C. 脾胃湿热　　D. 痰湿瘀滞

E. 心火亢盛

105. 针对此证，应采用的治法是

A. 清热除湿解毒　　B. 疏风清肺

C. 除湿化痰，活血散结　　D. 燥湿健脾

E. 清心解毒

106. 治疗方剂应选用

A. 二陈汤合桃红四物汤　　B. 茵陈蒿汤

C. 枇杷清肺饮　　D. 理中丸

E. 黄连解毒汤

[107－110]

某患者，女，30岁，症见经血非时而下，量多如崩，色淡质稀，神疲体倦，气短懒言，不思饮食，四肢不温，舌淡胖，苔薄白，脉缓弱。请回答下列问题：

107. 该患者应诊断为

A. 痛经　　B. 月经不调

C. 月经先期　　D. 崩漏

E. 月经后期

108. 该患者应辨为何证

A. 气血两虚　　B. 脾不统血

C. 肝肾不足　　D. 瘀血阻络

E. 肝血亏虚

109. 针对此证，应采用的治法是

A. 补血益气止血　　B. 补益肝肾，固冲止血

C. 活血祛瘀，温经止血　　D. 健脾益气，固冲止血

E. 补血养肝

110. 治疗方剂应选用

A. 圣愈汤合血安胶囊

B. 调肝汤

C. 逐瘀止崩汤

D. 固冲汤

E. 四物汤

四、多项选择题(共10题,每题1分。每题的备选项中有2个或2个以上正确答案。少选、错选、多选均不得分。)

111. 肝火上炎证的临床表现有

A. 头痛

B. 眩晕

C. 耳鸣

D. 面红目赤

E. 口苦

112. 胃寒证的临床表现有

A. 胃脘疼痛

B. 呕吐清水

C. 舌苔白滑

D. 脉沉迟

E. 喜食冷饮

113. 根据中医理论,属于反治法的有

A. 寒因寒用

B. 寒者热之

C. 通因通用

D. 热者寒之

E. 热因热用

114. 鼻炎宁颗粒的不良反应有

A. 过敏性休克

B. 全身过敏反应

C. 皮疹

D. 肝损伤

E. 肾衰竭

115. 下列属于逆治法的是

A. 通因通用

B. 寒因寒用

C. 热者寒之

D. 虚则补之

E. 实则泻之

116. 与因人制宜治则相关的有

A. 年龄

B. 性别

C. 体质

D. 地域

E. 职业

117. 与氨茶碱合用会发生酸碱中和反应而降低或失去药效的中药是

A. 乌梅

B. 木瓜

C. 山楂

D. 麻黄

E. 女贞子

118. 医师处方在书写药名时,对药品产地提出要求的有

A. 怀山药

B. 陈香橼

C. 田三七

D. 杭白芍

E. 绵茵陈

119. 合理用药的基本原则包括

A. 安全

B. 有效

C. 迅速

D. 简便

E. 经济

120. 不合理用药的后果有

A. 浪费医药资源

B. 引发药源性疾病

C. 延误疾病治疗

D. 引发药物不良反应

E. 造成医疗纠纷

绝密★启用前

考生姓名	
考生编号	

国家执业药师资格考试最后密押5套卷

中药学综合知识与技能试卷(5)

考生注意事项

1. 考生必须严格遵守各项考场规则。

(1)**在考试开考15分钟后不得入场。**

(2)交卷出场时间不得早于考试结束前30分钟。

(3)交卷结束后,不得再进考场续考,也不得在考场附近逗留或交谈。

2. 答题前,考生须在答题卡上填写考生姓名、报考单位和考生编号,同时涂写考试科目和考生编号的信息点。

3. 答案必须按要求涂写在指定的答题卡上,写在其他地方无效。

(1)填涂部分应该按照答题卡上的要求用2B铅笔完成,若要改动,必须用橡皮擦干净。

(2)书写部分必须用(蓝)黑色字迹钢笔、圆珠笔或签字笔在答题卡上作答。字迹要清楚。

4. 考试结束后,将答题卡装入原试卷袋中,试卷交给监考人员。

中药学综合知识与技能试卷(5)

一、最佳选择题(共40题,每题1分。每题的备选项中,只有1个最符合题意。)

1. 中医理论认为,“症”“证”“病”含义不同,下列表述中,属于“证”的是

A. 感冒　　B. 咳嗽

C. 风寒犯肺　　D. 鼻痒喷嚏

E. 恶寒发热

2. 根据阴阳相互关系,寒极生热,热极生寒属于阴阳的

A. 相互交感　　B. 对立制约

C. 互根互用　　D. 消长平衡

E. 互相转化

3. 具有调节汗孔开合作用的气是

A. 营气　　B. 宗气

C. 元气　　D. 卫气

E. 真气

4. 称为“相傅之官”的是

A. 肾　　B. 肝

C. 脾　　D. 心

E. 肺

5. “精血同源”是指

A. 心与肝的关系　　B. 心与肾的关系

C. 心与脾的关系　　D. 心与肺的关系

E. 肝与肾的关系

6. “水火既济”是指

A. 心与肝的关系　　B. 心与肾的关系

C. 心与脾的关系　　D. 心与肺的关系

E. 脾与肾的关系

7. 心无所倚,神无所归,虑无所定的表现与何种情志致病有关

A. 怒　　B. 惊

C. 思　　D. 恐

E. 喜

8. 下列哪一项是火、燥、暑共同的致病特点

A. 上炎

B. 耗气

C. 伤津

D. 动血

E. 扰神

9. 某患者，出现咳喘胸满，甚则不能平卧，痰如白沫量多，久咳面目浮肿，舌苔白腻，脉弦紧。属于

A. 饮留肠间

B. 饮留胸胁

C. 饮在胸膈

D. 饮溢肌肤

E. 饮溢头面

10. 腰肾酸软，滑精早泄，多见于

A. 肾阳虚证

B. 肾阴虚证

C. 肾精不足证

D. 肾气不固证

E. 肾不纳气证

11. 主升清的是

A. 心

B. 肝

C. 脾

D. 肺

E. 肾

12. 与脑的功能活动关系密切的是

A. 心、肝、脾

B. 肺、肝、肾

C. 肺、脾、肾

D. 肝、脾、肾

E. 心、肝、肾

13. 与语言、声音、呼吸强弱有关的气是

A. 元气

B. 宗气

C. 营气

D. 卫气

E. 以上均不是

14. "吐下之余，定无完气"的中医思想是

A. 气能生津

B. 气能化津

C. 气能摄津

D. 津能载气

E. 以上均不是

15. 舌体胖嫩，色淡属于

A. 气血两虚

B. 阳热内盛

C. 热入营血

D. 阳虚水停

E. 肝阳上亢

16. 面色淡黄，枯槁无泽，属于

A. 脾胃气虚

B. 脾气虚衰，湿邪内阻

C. 黄疸

D. 血虚

E. 阴虚

17. 面赤多见于

A. 寒证
B. 痛证
C. 虚证
D. 热证
E. 饮证

18. 入睡则汗出，醒后则汗止，谓之

A. 自汗
B. 盗汗
C. 绝汗
D. 战汗
E. 以上皆不是

19. 患者精神原本极度衰惫，意识不清，突然精神转“佳”者，此为

A. 神志异常
B. 无神
C. 少神
D. 假神
E. 得神

20. 阴虚肺燥的咳声特点是

A. 咳声重浊
B. 咳声清脆
C. 咳声紧闷
D. 干咳无痰
E. 咳声如犬吠样

21. 由宋代官府颁行的我国第一部成药典是

A.《神农本草经》
B.《本草纲目》
C.《太平圣惠方》
D.《千金翼方》
E.《太平惠民和剂局方》

22. 处方一般当日有效，特殊情况下有效期可延长，但最长不得超过

A. 2 天
B. 3 天
C. 5 天
D. 7 天
E. 10 天

23. 处方药品名写枇杷叶，调配应当付的是

A. 生品
B. 酒炙品
C. 蜜炙品
D. 醋炙品
E. 姜炙品

24. “往来流利，如珠走盘”的脉象是

A. 沉脉
B. 浮脉
C. 迟脉
D. 数脉
E. 滑脉

25. 成人血清天门冬氨酸氨基转移酶用速率法的参考范围是

A.（30～50）U/L
B.（20～60）U/L

C.（10～50）U/L

D.（8～40）U/L

E.（20～50）U/L

26. 某患者，40岁，症见咳嗽，咯痰稀薄，色白而多泡沫，口不渴，鼻流清涕，发热恶寒，头痛身酸楚，舌苔薄白，脉浮紧。此证属于

A. 肺气虚

B. 肺阴虚

C. 风寒犯肺

D. 风热犯肺

E. 燥热犯肺

27. 五元学说中，使万物运动和保持干燥，为药物生长之动力的是

A. 土

B. 火

C. 水

D. 风

E. 空

28. 下列除哪项外，均出现尿比重数值降低

A. 心力衰竭

B. 慢性肾炎

C. 尿毒症多尿期

D. 恶性高血压

E. 低钙血症

29. 下列中药处方中，"锦纹"的正名是

A. 使君子

B. 大蓟

C. 大黄

D. 黄连

E. 以上均不是

30. 亡阴和亡阳之汗的主要区别在于

A. 汗出的原因

B. 汗出的冷热

C. 汗出的气味

D. 汗出的多少

E. 汗出的颜色

31. 喘证的临床表现，应除下列哪一项

A. 呼吸困难

B. 鼻翼扇动

C. 张口抬肩

D. 难以平卧

E. 喉中痰鸣

32. 带下色赤，淋漓不断，微有臭味，多属

A. 脾虚湿注

B. 肝经郁热

C. 湿热下注

D. 肾虚

E. 虚寒证

33. 含氢氯噻嗪的中成药是

A. 珍菊降压片

B. 维C银翘片

C. 感冒清片

D. 咳特灵片

E. 鼻炎康片

34. 黄柏治疗菌痢宜联用

A. 呋喃妥因　　B. 阿司匹林

C. 青霉素　　D. 利福平

E. 四环素

35. 含咖啡因的中成药是

A. 金羚感冒片　　B. 维 C 银翘片

C. 感冒灵胶囊　　D. 强力感冒片

E. 感冒清片

36. 与抗组胺药联用可减少副作用的中药不包括

A. 小青龙汤　　B. 干姜汤

C. 四逆汤　　D. 柴朴汤

E. 柴胡桂枝汤

37. 心虚的老年人选用的补益药为

A. 生脉饮　　B. 六味地黄丸

C. 人参归脾丸　　D. 龟龄集

E. 天王补心丹

38. 易变色的中药饮片是

A. 芫花　　B. 辛夷

C. 密蒙花　　D. 旋覆花

E. 金银花

39. 联合使用可提高芍药甘草汤疗效的西药是

A. 解痉药　　B. 强心药

C. 抗癫痫药　　D. 抗高血压药

E. 血管扩张药

40. 进口药品自首次获准进口之日起 5 年内,报告该进口药品发生的

A. 严重不良反应　　B. 罕见不良反应

C. 所有不良反应　　D. 特殊不良反应

E. 一般不良反应

二、配伍选择题(共 50 题,每题 1 分。备选答案在前,试题在后。每组题均对应同一组备选答案,每题只有一个正确答案。每个备选答案可重复选用,也可不选用。)

[41 – 42]

A. 肝　　B. 脾

C. 肺　　D. 心

E. 肾

根据中医藏象学说

41. 主统血的脏是
42. 主藏血的脏是
[43－44]
A. 实寒证　B. 实热证
C. 虚寒证　D. 虚热证
E. 亡阳证
43. 阳偏盛病机表现的临床证候是
44. 阳偏衰病机表现的临床证候是
[45－47]
A. 手足抽搐　B. 手足胀痛
C. 手足麻木　D. 手足软弱
E. 手足不遂
45. 痿证可见
46. 痉病可见
47. 惊风可见
[48－50]
A. 口渴喜饮　B. 大渴喜冷饮
C. 渴不欲饮　D. 大渴引饮，小便量多
E. 但欲漱水不欲咽
48. 热盛伤津可见
49. 消渴可见
50. 瘀血证可见
[51－53]
A. 牛蒡子　B. 夏枯草
C. 熟地黄　D. 生石膏
E. 大黄
51. 调配时应先称的药物是
52. 调配时应临时捣碎的药物是
53. 调配时应预先加工碾碎备用的药物是
[54－55]
A. 八纲辨证　B. 表里辨证
C. 阴阳辨证　D. 寒热辨证
E. 虚实辨证
54. 辨别疾病病位的纲领是
55. 辨别邪正盛衰的纲领是

[56－57]

A. 脾不健运

B. 脾虚下陷

C. 寒湿困脾

D. 脾胃湿热

E. 脾不统血

56. 某患者，30岁，症见脘腹胀满，头身困重，食纳减少，泛恶欲吐，口不渴，便溏稀薄，小便不利。舌苔白腻，脉迟缓。属于

57. 某患者，36岁，症见面目皮肤发黄，鲜明如橘色，脘腹胀满，不思饮食，厌恶油腻，恶心呕吐，体倦身重，发热，口苦，尿少而黄。舌苔黄腻，脉濡数。属于

[58－59]

A. 气机逆而向上

B. 胀闷、疼痛

C. 内脏下垂

D. 胁肋窜痛

E. 全身机能活动低下

58. 气虚证的辨证要点是

59. 气逆证的辨证要点是

[60－61]

A. 胆

B. 小肠

C. 胃

D. 大肠

E. 膀胱

60. 与肺互为表里关系的是

61. 与心互为表里关系的是

[62－64]

A. 肝郁不舒

B. 心脾两虚

C. 肾阳不足

D. 惊恐伤肾

E. 脾胃气滞

62. 某患者，症见阳痿不振，头晕，耳鸣，健忘，心悸易惊，胆怯多疑，夜多噩梦，常有被惊吓史。舌质淡，苔薄白，脉弦细。多见于

63. 某患者，症见阳痿不举，心悸，失眠多梦，神疲乏力，面色萎黄，食少纳呆，腹胀便溏。舌淡，苔薄白，脉细弱。多见于

64. 某患者，症见阳痿不举，或举而不坚，精薄清冷，神疲倦怠，畏寒肢冷，面色晄白，头晕耳鸣，腰膝酸软，夜尿清长。舌淡胖，苔薄白，脉沉细。多见于

[65－66]

A. 白及

B. 白芍

C. 五灵脂

D. 贝母

E. 京大戟

65. 藜芦反

66. 甘草反

[67－69]

A. 甘草　　B. 麻黄

C. 黄药子　　D. 马兜铃

E. 麦芽

67. 体虚多汗者忌用

68. 肝功能不全者忌用

69. 肾功能不全者忌用

[70－71]

A. 虫蛀　　B. 霉变

C. 酸败　　D. 挥发

E. 沉淀

70. 软膏剂常见的质量变异现象是

71. 片剂常见的质量变异现象是

[72－74]

A. 降香　　B. 鹿角霜

C. 海金沙　　D. 党参

E. 甘草

72. 宜先煎的饮片是

73. 宜后下的饮片是

74. 宜包煎的饮片是

[75－78]

A. 除湿养护法　　B. 密封养护法

C. 对抗贮存法　　D. 低温养护法

E. 高温养护法

75. 通风法属于

76. 梅雨季节来临时,哈蟆油的贮存属于

77. 冬虫夏草贮存时喷洒少量95%药用乙醇密封养护,属于

78. 采用暴晒法贮藏饮片,属于

[79－81]

A. 蛇胆川贝液与大活络丹　　B. 附子理中丸与参茸卫生丸

C. 七厘散与血府逐瘀丸　　D. 复方丹参滴丸与速效救心丸

E. 牛黄解毒片与附子理中丸

79. 因配伍禁忌而不宜合用的药组是

80. 因证候禁忌而不宜合用的药组是

81. 因毒性增加而不宜合用的药组是

[82－84]

A. 行痹　　B. 痛痹

C. 着痹　　D. 尪痹

E. 热痹

82. 关节疼痛游走不定者属

83. 关节屈伸不利,关节肿大、僵硬、变形,甚则肌肉萎缩,病属

84. 以关节红肿、灼热疼痛为特点者属

[85－87]

A. 麝香保心丸　　B. 六味地黄丸

C. 人参鹿茸丸　　D. 银杏叶制剂

E. 柴胡舒肝丸

85. 老年人服用地高辛时不宜同时服用的中成药是

86. 老年人服用法莫替丁不宜同时服用的中成药是

87. 老年人服用二甲双胍时不宜同时服用的中成药是

[88－90]

A. 热结肠胃　　B. 肝脾气郁

C. 津亏血燥　　D. 阳虚寒凝

E. 湿热中阻

88. 某患者,症见大便秘结,欲便不得,嗳气频作,胸胁痞满。应辨证为

89. 某患者,症见大便秘结,面色无华,头晕目眩,心悸。应辨证为

90. 某患者,症见大便艰涩,排出困难,小便清长,畏寒喜暖。应辨证为

三、综合分析选择题(共20题,每题1分。题干分为若干组,每组题目基于同一个临床情景、病例、实例或者案例的背景信息逐题展开。每题的备选项中,只有一个最佳答案。)

[91－92]

有位商人外出经商多年不归。他妻子因思念丈夫,致胸脘痞满,不思饮食,倦怠乏力,日渐消瘦。某医师诊治后,其父高声责骂她,女子无故被骂,既气又怒,放声大哭。大哭后渐有食欲,开始进食,病情好转。按照七情致病特点,请回答下列问题:

91. 该病应属

A. 思伤心　　B. 思伤肝

C. 思伤肺　　D. 思伤脾

E. 思伤肾

92. 其所致气机紊乱是

A. 气缓　　B. 气消

C. 气乱　　D. 气上

E. 气结

[93 - 95]

某男,65 岁,哮喘 10 余年。气短乏力,痰多清稀,食纳减少,腹胀便溏,足面浮肿。舌淡苔白,脉细弱。

93. 中医辨证是

A. 肾不纳气
B. 肾肺两虚
C. 心肾阳虚
D. 心肺两虚
E. 肺脾两虚

94. 辨证要点是既有咳喘、食少,又兼见

A. 气虚
B. 气滞
C. 血虚
D. 阴虚
E. 阳虚

95. 根据八纲辨证,该证属于

A. 表证
B. 寒证
C. 热证
D. 虚证
E. 阳证

[96 - 99]

某女,43 岁,入睡困难,且多梦易醒,心悸健忘,神疲食少,四肢倦怠,腹胀便溏,面色少华,舌质淡,苔薄白,脉细无力。中医诊断为不寐。

96. 中医辨证是

A. 心火炽盛
B. 肝气郁结
C. 心脾两虚
D. 肾阴亏虚
E. 心肾阳虚

97. 应采用的中医治法是

A. 健脾养心
B. 疏肝理气
C. 清心泻火
D. 滋阴补肾
E. 温补心肾

98. 治疗宜选用的方剂是

A. 逍遥散
B. 归脾汤
C. 导赤散
D. 右归丸
E. 生脉散

99. 治疗应选用的中成药是

A. 朱砂安神丸
B. 养血安神丸
C. 泻肝安神丸
D. 天王补心丸
E. 柏子养心丸

[100 - 103]

某男,56岁,小便点滴而下,量极少而短赤灼热,小腹胀满,口苦口黏,渴不欲饮,大便不畅。舌质红,苔黄腻,脉滑数。

100. 中医诊断是

A. 痹证

B. 虚劳

C. 淋证

D. 癃闭

E. 郁证

101. 中医辨证是

A. 肾阳衰惫

B. 膀胱湿热

C. 肾阴亏虚

D. 脾胃气虚

E. 肝气郁结

102. 治疗宜选用的方剂是

A. 八正散

B. 代抵当丸

C. 济生肾气丸

D. 参苓白术散

E. 逍遥散

103. 治疗应选用的中成药是

A. 三金片

B. 归脾丸

C. 逍遥丸

D. 右归丸

E. 丹蒌片

[104 - 106]

某女,45岁,患有类风湿性关节炎,长期服用解热镇痛药。近期咽喉肿痛、牙痛,邻居介绍服用新癀片。患者购药时向药师咨询,希望了解该药的更多信息。药师咨询患者一般情况和用药目的后,结合病人既往治疗情况,阻止了该患者购买新癀片。

104. 因为新癀片含有解热镇痛药,为防止重复用药,药师阻止了患者购药。新癀片所含的化学成分是

A. 双氯芬酸

B. 对乙酰氨基酚

C. 布洛芬

D. 吲哚美辛

E. 安乃近

105. 药师进一步说明,若加服新癀片,造成解热镇痛药重复使用,会加大不良反应发生的可能性。关于该药发生不良反应的说法,错误的是

A. 有头痛、眩晕等中枢神经系统反应

B. 发生过敏反应常见为皮疹

C. 常具有胃肠道反应

D. 可引起肝肾损害

E. 可引起粒细胞增高

106. 接着,药师向患者介绍服用该药的注意事项,正确的是

A. 孕妇慎用

B. 肝肾功能不全者慎用

C. 哺乳期妇女慎用

D. 精神病患者慎用

E. 溃疡病患者慎用

[107－108]

某男,70 岁,长期服用西药降糖药,血糖稳定。近日听人介绍又自行加服了中成药消渴丸。2 日后,出现低血糖反应。遂去医院就诊。

107. 医师分析出低血糖反应的原因与过量服用降糖药有关,并告知患者在其所服的消渴丸中含有降糖类化学药,会与原用的降糖药产生叠加作用。消渴丸中所含的化学药成分是

A. 二甲双胍

B. 格列本脲

C. 阿卡波糖

D. 罗格列酮

E. 瑞格列奈

108. 进入冬季,患者加服中药膏方调补。一段时间后,出现血糖波动,时有升高。分析其原因,是与其所服膏方中的某些中药有关。下列中药能使血糖升高的药组是

A. 鹿茸、甘草

B. 麦冬、沙参

C. 天冬、赤芍

D. 肉苁蓉、肉桂

E. 制首乌、熟地黄

[109－110]

5 岁幼儿嗜食坚果,某日该儿童出现眩晕、恶心、呕吐等症状来医院就诊,来院后病情继续恶化,出现神志改变、惊厥。查体:瞳孔散大,对光反射迟钝。询问家长得知,患儿发病前服用过某种坚果。

109. 结合病情,医师推测患儿可能因误食某种坚果中毒。误食的坚果是

A. 桃仁

B. 榛子

C. 苦杏仁

D. 松子

E. 甜杏仁

110. 若医师判断正确,患儿病情又进一步发展,可能出现的严重后果是

A. 黏膜出血

B. 呼吸麻痹

C. 中毒性肝炎

D. 急性肾衰竭

E. 中毒性休克

四、多项选择题(共 10 题,每题 1 分。每题的备选项中有 2 个或 2 个以上正确答案。少选、错选、多选均不得分。)

111. 依据五行相克规律确立的治法有

A. 培土制水法

B. 滋水涵木法

C. 泻南补北法

D. 佐金平木法

E. 抑木扶土法

112. 培养正气,提高抗病能力的方法有

A. 精神调养

B. 早期诊治

C. 锻炼身体

D. 控制传变

E. 人工免疫

113. 三秽学说的内容包括

A. 稠

B. 香

C. 稀

D. 血

E. 汗

114. 血清天门冬氨酸氨基转移酶升高，常见于

A. 肝胆疾病

B. 心肌梗死

C. 肺栓塞

D. 肾炎

E. 急性胰腺炎

115. 肾阳虚的主要症状有

A. 腰膝酸软

B. 潮热盗汗

C. 畏寒肢冷

D. 阳痿

E. 精神不振

116. 病重“失神”表现为

A. 饮食不入，泄泻不止

B. 精神萎靡，反应迟钝

C. 猝然神昏，手撒遗尿

D. 神识昏迷，循衣摸床

E. 两目晦暗，瞳神呆滞

117. 肾阴虚的症状是

A. 腰膝酸痛

B. 眩晕耳鸣

C. 阳痿

D. 烦热盗汗

E. 脉象沉迟

118. 执业药师负责患者咨询的主要内容包括

A. 用药方法

B. 用药剂量

C. 药品不良反应

D. 药品相互作用

E. 汤剂煎煮方法

119. 临床使用不当可引起肝损伤的动物类中药有

A. 海螵蛸

B. 蜈蚣

C. 鸡内金

D. 斑蝥

E. 穿山甲

120. 临床使用双黄连注射剂应特别监护的严重不良反应有

A. 过敏性休克

B. 血管神经性水肿

C. 剥脱性皮炎

D. 重症多形性红斑

E. 支气管痉挛

国家执业药师资格考试最后密押5套卷

中药学综合知识与技能试卷(1)

答案与解析

中药学综合知识与技能试卷(1)答案与解析

一、最佳选择题(共40题,每题1分。每题的备选项中,只有1个最符合题意。)

1.【答案】D

【解析】本题考查阴阳学说。

一般地说,凡是剧烈运动的、外向的、上升的、温热的、明亮的,或属于功能方面的皆为阳;相对静止的、内守的、下降的、寒冷的、晦暗的,或属于有形的器质方面的皆属于阴。

2.【答案】D

【解析】本题考查阴阳的对立制约。

阴阳对立,即阴阳相反。如上与下、左与右、天与地、动与静、出与入、升与降、昼与夜、明与暗、寒与热、水与火,等等。阴阳制约,即阴阳相互抑制、相互约束。

3.【答案】B

【解析】本题考查五行相生理论。

相生,是指这一事物对另一事物具有促进、助长和资生的作用,由于五行之间存在着相互促进的关系,故称之为五行相生。

五行相生的次序是:木生火、火生土、土生金、金生水、水生木。

4.【答案】C

【解析】本题考查别名。

督脉—“阳脉之海”;任脉—“阴脉之海”;冲脉—“十二经脉之海”。

5.【答案】C

【解析】本题考查六腑的生理功能。

胆,贮藏和排泄胆汁,以助食物的正常消化。

胃,受纳与腐熟水谷,胃以降为和。

小肠,受盛、化物和泌别清浊。

大肠,传化糟粕,并吸收部分水液。

膀胱,贮尿和排尿。

三焦,总司人体的气机和气化,为通行元气、疏通水道、运行水液之通路。

6.【答案】E

【解析】本题考查体质。

体质的分类:

①阴阳平和质:气血阴阳充盛,脏腑经络功能协调,自身调节和对外适应能力强。

②偏阳质:指具有偏于亢奋、偏热、多动等特性的体质类型。

③偏阴质:指具有偏于不足、偏寒、喜静等特性的体质类型。

7.【答案】C

【解析】本题考查心的生理功能。

心主神明又称心藏神,即指心有主宰生命活动和主宰意识、思维、情志等精神活动的功能。在中医学的藏象学说中，将人的精神、意识、思维活动不仅归属于五脏，而且主要归属于心。《灵枢·本神》说："所以任物者谓之心。"即指心具有接受外界客观事物和各种刺激并做出反应进行意识、思维、情志等活动的功能。因此，心主神明的生理功能正常，主要依赖于心血、心阴对心神的滋养和心气、心阳的鼓动与振奋作用。

8.【答案】C

【解析】本题考查望舌。

(1)胖大舌：较正常舌体胖大，为胖大舌。有胖嫩与肿胀之分。若舌体胖嫩，色淡，多属脾肾阳虚、津液不化、水饮痰湿阻滞所致；如舌体肿胀满口，色深红，多是心脾热盛；若舌肿胖，色青紫而暗，多见于中毒。

(2)瘦薄舌：舌体瘦小而薄，称为瘦薄舌，是阴血亏虚，舌体不充之象。瘦薄而色淡者，多是气血两虚；瘦薄而色红绛且干，多是阴虚火旺、津液耗伤所致。

(3)裂纹舌：舌面上有明显的裂沟，称为裂纹舌，多由阴液亏损不能荣润舌面所致。若舌质红绛而有裂纹，多属热盛津伤，阴津亏损；舌色淡白而有裂纹，常是血虚不润的反映。其中正常人亦有裂纹舌者，在临床上无诊断意义。

(4)齿痕舌：舌体的边缘见牙齿的痕迹，即为齿痕舌。多因舌体胖大而受齿缘压迫所致，故齿痕舌常与胖大舌同见，多属脾虚。若舌质淡白而湿润，多为脾虚而寒湿壅盛。

(5)芒刺：舌乳头增生、肥大，高起如刺，摸之棘手，称为芒刺。若芒刺干燥，多属热邪亢盛，且热愈盛则芒刺愈多。根据芒刺所生部位，可分辨邪热所在脏腑，如舌尖有芒刺，多属心火亢盛；舌边有芒刺，多属肝胆火盛；舌中有芒刺，多属胃肠热盛。

9.【答案】D

【解析】本题考查阴阳学说的临床应用。

疾病的发生，从根本上说即是阴阳的相对平衡遭到破坏，出现偏盛偏衰的结果。因此，调整阴阳，使之恢复平衡，促进阴平阳秘，乃是临床治疗的根本法则之一。

对于阴阳偏盛，即阴邪或阳邪过盛有余的病证，临床即可采用"损其有余"的方法治之。如阳热亢盛的实热证，应"治热以寒"，即用"热者寒之"的方法，以清泻其阳热；阴寒内盛的实寒证，则应"治寒以热"，即用"寒者热之"的方法，以温散其阴寒。

在阴阳偏盛的病变中，一方的偏盛，可导致另一方的不足，阴寒偏盛易于损伤阳气，阳热亢盛易于耗伤阴液，即所谓"阴胜则阳病，阳胜则阴病"，故在调整阴或阳的偏盛时，应注意是否有相应的阳或阴偏衰的情况存在，若已引起另一方偏衰时，则当兼顾其不足，配合以扶阳或益阴之法。

10.【答案】D

【解析】本题考查宗气的功能。

(1)定义：指积于胸中之气，宗气在胸中积聚之处，称作"气海"，又称"膻中"；

(2)生成：肺从自然界吸入的清气和脾胃生成的水谷精气结合而成；

(3)分布：宗气聚集于胸中，贯注于心肺之脉；

(4)功能：上走息道以行呼吸，贯注心脉以行气血。

11.【答案】B

【解析】本题考查实证的病机。

实证是由邪气过盛所反映出来的一类证候。形成实证有两方面的原因，一是外邪侵入人体，二是由于内脏功能失调，代谢障碍，以致痰饮、水湿、瘀血等病理产物停留在体内所致。一般说来，实证虽属邪气过盛所致，但正气犹能抵抗，未至虚极不能抗邪的程度，故实证往往表示邪正斗争处于激烈的阶段。

12.【答案】D

【解析】本题考查治则与治法。

扶正适用于以正气虚为主，邪气不盛的虚性病证。祛邪适用于以邪实为主，正气未衰的实性病证。

13.【答案】E

【解析】本题考查肝气郁结。

疏肝解郁—逍遥散。

14.【答案】C

【解析】本题考查神乱的表现。

神志异常，常见于癫、狂、痫的患者。若表情淡漠，寡言少语，闷闷不乐，继则精神发呆，哭笑无常，多为痰气凝结、阻蔽心神的癫病；若烦躁不宁，登高而歌，弃衣而走，呼号怒骂，打人毁物，不避亲疏，多属痰火扰心的狂病；若突然跌倒，昏不知人，口吐涎沫，四肢抽动，多属痰迷心窍、肝风内动的痫病。

15.【答案】D

【解析】本题考查便秘的常见原因。

上述五个选项中，D 选项寒凝胃肠主要导致腹泻。

16.【答案】E

【解析】本题考查望痰涎。

(1)寒证：痰色白而清稀；

(2)热证：痰色黄或白而黏稠；

(3)燥痰：痰少极黏，难以排出；

(4)湿痰：痰白易咯而量多；

(5)肺痈：咳吐脓血如米粥状；

(6)热伤肺络：痰中带血，或咳吐鲜血。

17.【答案】D

【解析】本题考查语言错乱。

(1)谵语：神识昏糊，胡言乱语，声高有力，属于热扰心神之实证；

(2)郑声：神志不清，语言重复，时断时续，声音低弱，属于心气大伤之虚证；

(3)狂言：言语粗鲁，狂妄叫骂，失去理智控制，属于痰火扰心之狂证；

(4)独语：喃喃自语，讲话无对象，见人便停，属于心气虚弱之癫证。

18.【答案】D

【解析】本题考查问汗。

自汗：经常汗出不止，活动后加重的是自汗，多因气虚卫阳不固所致，故常伴有神疲、乏力、气短、畏寒等阳气虚损的症状。

盗汗：入睡则汗出，醒后则汗止，谓之盗汗，多因阴虚而致。阴虚则阳亢，阳热亢盛，蒸发阴津而为汗，故常伴有五心烦热、失眠、颧红、口咽干燥等症。

19.【答案】A

【解析】本题考查脉象。

浮脉:表证。

沉脉:里证。

迟脉:寒证。

数脉:热证。

虚脉:气血两虚。

实脉:实证。

滑脉:痰饮、食滞、实热等。妊娠亦常见滑象,是血气充盛而调和的表现。

涩脉:气滞、血瘀、精伤、血少。

细脉:气血两虚、湿证。

洪脉:热邪亢盛。

弦脉:肝胆病、痛证、痰饮等。

代脉:脏气衰微。

20.【答案】C

【解析】本题考查六淫致病的特点。

(1)六淫致病多与季节气候、居处环境有关。

(2)六淫邪气既可单独侵袭人体而致病,又可两种以上同时侵犯人体而致病。

(3)六淫在发病过程中,其所引起的病证的性质在一定条件下可以相互转化,如寒邪人里可以化热,暑湿之邪时间长久可以化燥等。

(4)六淫为病,其发病途径多首先侵犯肌表,或从口鼻而入,或二者同时受邪。

21.【答案】C

【解析】本题考查大便异常变化的临床意义。

大便就其性状而言,除正常者外,不外干和稀两种情况。大便干燥坚硬,排出困难,排便间隔时间长,便次减少,称为便秘,多是热结肠道,或津亏液少,或气液两亏,以致大肠燥化太过,传导不行所致;大便稀软不成形,甚则呈水样,便次增多,间隔时间相对缩短,称为溏泄或泄泻,常见于脾失健运,小肠不能分清辨浊,水湿直趋大肠的病证;大便先干后溏,多属脾胃虚弱;大便时干时稀,多为肝郁脾虚、肝脾不和;水粪夹杂,下利清谷或五更泄泻,多为脾肾阳虚、寒湿内盛;泻下黄糜,多属大肠湿热;大便夹有不消化食物,酸腐臭秽,多是伤食积滞;老年人大便不干不稀,而只是排便困难的,多属气虚。

排便时,肛门有灼热感的,多是热迫直肠;大便滑脱不禁,肛门有下坠感甚或脱肛的,多见于脾虚下陷的久泄;里急后重,多见于痢疾;大便溏泄不爽,多是肝失疏泄的表现;大便色黑如柏油而大便反易,多属瘀血;腹痛则泻,泻后痛减者多为伤食,泻后痛不减者多是肝郁脾虚。

22.【答案】D

【解析】本题考查气的功能。

固摄作用,主要是指气对于精、血、津液等物质具有防止其无故流失的作用,并能维护脏腑器官各自位置的相对稳定。具体表现在:固摄血液,即维持血液在脉管内循行,防止溢出脉外;固摄汗液、尿液、唾液、胃液、肠液等正常物质的分泌和排泄,防止其无故外泄和流失,从而维持体内水液代谢的相对平衡;维持脏腑器官位置的稳定,使之保持正常的生理活动和脏腑之间功能的相互协调;维持胎儿在胞宫内的安定和正常发育等。

23.【答案】C

【解析】本题考查七情。

七情所伤,导致气机紊乱。表现:“怒则气上”、“喜则气缓”、“悲则气消”、“恐则气下”、“惊则气乱”、“思则气结”。

24.【答案】A

【解析】本题考查“药引”。

藿香正气丸、附子理中丸等可用姜汤送服,以增强解表化湿、理气和中之疗效。

25.【答案】B

【解析】本题考查十九畏。

属“十九畏”的组药是郁金与丁香。

26.【答案】A

【解析】本题考查血清尿素氮(BUN)。

测定尿素氮,可了解肾小球的滤过功能。正常参考值:(1)成人 1.78 ~7.14 mmol/L;(2)婴儿、儿童 1.8 ~6.5 mmol/L。

27.【答案】C

【解析】本题考查望舌苔。

舌苔由燥转润,往往是热邪渐退或津液渐复之象,表示病情好转;若由润变燥,则表明津液已伤,热势加重,或邪从热化。

腻腐:腻苔,是舌面上覆盖着一层浊而滑腻的苔垢,颗粒细腻而致密,刮之难去,多见于湿浊、痰饮、食积等阳气被阴邪所抑的病变,如痰饮、湿温等病证。

腐苔,苔质颗粒较大,松软而厚,形如豆腐渣堆积舌面,刮之易脱,多由阳热有余,蒸腾胃中腐浊邪气上升而成,常见于食积、痰浊等病。

28.【答案】B

【解析】本题考查藏象。

心主神志,又称心主神明,或心藏神。即指心有主管精神、意识、思维活动的功能。根据现代生理学的认识,人的精神、意识和思维活动,是大脑的生理功能,即大脑对外界客观事物的反应。在中医学的藏象学说中,将人的精神、意识、思维活动不仅归属于五脏,而且主要归属于心。《灵枢·本神》说:“所以任物者,谓之心。”即指心具有接受外来信息的作用。因此,心主神明的生理功能正常,主要依赖于心血、心阴对心神的滋养和心气、心阳的鼓动与振奋作用。

29.【答案】A

【解析】本题考查中性粒细胞的临床意义。

(1)中性粒细胞增加的临床意义

①急性感染和化脓性炎症。

②中毒:如尿毒症,铅中毒等。

③急性大出血。

④其他疾病:如白血病、恶性肿瘤。

(2)中性粒细胞减少的临床意义

①特殊感染:如革兰阴性菌感染(伤寒、副伤寒)、病毒感染(风疹、肝炎)等。

②血液病:如再障、粒细胞缺乏症等。

③物理化学损害:如X线、放射性核素等物理因素,苯及其衍生物、铅、汞等化学物质。

④用药:应用磺胺药、解热镇痛药、部分抗生素、抗甲状腺制剂、抗肿瘤药等。

30.【答案】C

【解析】本题考查执业药师的职责。

执业药师需要特别提醒的特殊情况是患者购买的药品近期发现有严重不良反应。

31.【答案】B

【解析】本题考查口味异常。

口苦多见于热证,特别是常见于肝胆实热的病变;口甜而腻,多属脾胃湿热;口中泛酸,多为肝胃蕴热;口中酸馊,多为食积内停;口淡乏味,常见于脾虚不运。

32.【答案】C

【解析】本题考查中西药联用。

(1)地西泮有嗜睡等不良反应,若与苓桂术甘汤合用,地西泮用量只需常规用量的1/3,嗜睡等不良反应也因并用中药而消除。

(2)珍菊降压片(珍珠层粉、野菊花、槐花米、盐酸可乐定、氢氯噻嗪)有较好的降压及改善症状的作用。若以常用量每次1片,每日3次计,盐酸可乐定比单用剂量减少60%。

33.【答案】A

【解析】本题考查具有肾毒性的中药。

马兜铃、天仙藤、寻骨风、细辛、广防己、关木通均含有马兜铃酸,可致肾小管坏死引起急性肾衰。

34.【答案】E

【解析】本题考查药物不良反应。

与用药剂量无关的药物不良反应包括:(1)特异质反应;(2)变态反应(亦称药物过敏反应)。

35.【答案】C

【解析】本题考查执业药师的作用。

指导临床合理用药是执业药师的职责之一,执业药师对护士的用药咨询是药品的使用方法及注意事项。

36.【答案】D

【解析】本题考查生附子的用量。

生附子的用量为3~15 g。

37.【答案】C

【解析】本题考查中药斗谱。

药物性能相类似的同放于一个斗中。如金银花、连翘;知母、黄柏;龟甲、鳖甲;桔梗、前胡;防风、荆芥;牡丹皮、赤芍;升麻、葛根;紫菀、款冬花;当归、川芎;砂仁、白豆蔻;生龙骨、生牡蛎;车前子、木通。

38.【答案】D

【解析】本题考查哺乳期患者的中药应用。

哺乳期患者应慎用中药,如复方甘草口服液(含可待因),虽在乳汁中量小,但因哺乳量大,新生儿对这类药物特别敏感，最好不用。

39.【答案】E

【解析】本题考查含砷类中药。

砒石、砒霜、雄黄、红矾、牛黄解毒片、安宫牛黄丸、牛黄清心丸、六神丸、砒枣散等，均含砷，服用不当，可产生肝肾功能损害。

40.【答案】D

【解析】本题考查中成药联用。

舟车丸辅以四君子丸，缓和药物峻下伤正之弊。

二、配伍选择题（共 50 题，每题 1 分。备选答案在前，试题在后。每组题均对应同一组备选答案，每题只有一个正确答案。每个备选答案可重复选用，也可不选用。）

[41－43]

【答案】41. E、42. A、43. C

【解析】本组题考查脉象。

(1)浮脉

①脉象："举之有余，按之不足"。轻取即得，重取稍弱。

②主病：表证。

(2)迟脉

①脉象：脉来迟慢，一息不足四至（相当于每分钟脉搏在 60 次以下）。

②主病：寒证。

(3)数脉

①脉象：一息脉来五至以上（相当于每分钟脉搏在 90 次以上），"去来促急"。

②主病：热证。

(4)滑脉

①脉象："往来流利，如珠走盘"，指下有一种圆滑感。

②主病：痰饮、食滞、实热等。妊娠亦常见滑象，是血气充盛而调和的表现。

(5)弦脉

①脉象：端直以长，如按琴弦。

②主病：肝胆病、痛证、痰饮等。

[44－45]

【答案】44. C、45. D

【解析】本组题考查藏象。

"生痰之源"指脾。"贮痰之器"指肺。

[46－47]

【答案】46. A、47. D

【解析】本组题考查气的作用。

人的生长发育靠气的推动作用。多尿是与气的固摄作用功能失常有关。

[48－50]

【答案】48. D、49. A、50. B

【解析】本组题考查气的作用。

人体正常体温的恒定靠气的温煦作用。物质转化和能量转化的过程是气的气化作用。使汗液、尿液、唾液、胃液等正常分泌和排泄是气的固摄作用。

[51－53]

【答案】51. B、52. A、53. D

【解析】本题考查脉诊。

(1)迟脉

脉象:脉来迟慢,一息不足四至(相当于每分钟脉搏在60次以下)。

主病:主寒证。有力为冷积,无力为阳虚。

(2)代脉

脉象:脉来缓弱而有规则的歇止,间歇时间较长。又称“脉来一止,止有定数”。

主病:主脏气衰微。风证、痛证、七情惊恐、跌打损伤。

(3)涩脉

脉象:往来艰涩不畅,有如轻刀刮竹。

主病:气滞、血瘀、精伤、血少。

[54－56]

【答案】54. A、55. C、56. B

【解析】本组题考查脏腑辨证。

心气虚证常见心悸气短,体倦乏力。心血虚证常见心悸心烦,唇舌色淡。心阳虚证常见心悸胸闷,形寒肢冷。心阴虚证常见心悸心烦,潮热盗汗。心血瘀阻常见心悸胸闷,心前区刺痛。

[57－59]

【答案】57. A、58. D、59. C

【解析】本组题考查气的分类。

对脏腑的功能活动起激发、推动作用的是元气。主司腠理开合的是卫气。能营养全身、化生血液的是营气。

[60－61]

【答案】60. C、61. E

【解析】本题考查胃的辨证。

胃脘胀满疼痛,嗳气酸腐,不欲食,证属食积。胃脘疼痛如针刺状,痛处固定,大便色黑,证属血瘀。

[62－64]

【答案】62. E、63. C、64. B

【解析】本组题考查辨证要点。

心气不足者可见胸闷气短。肝气郁结者可见胸闷胁胀。心血瘀阻者可见胸闷刺痛。

[65－67]

【答案】65. B、66. A、67. C

【解析】本组题考查望面色。

面色淡白而消瘦多属营血亏虚。面色㿠白而虚浮多为阳气不足。面色苍白常见于阳气暴脱。

[68－70]

【答案】68. B、69. A、70. C

【解析】本组题考查中药的贮藏。

中药散剂易吸湿。中药蜜丸剂易虫蛀。中药颗粒剂易结块。

[71－72]

【答案】71. C、72. B

【解析】本组题考查中西药联用。

治疗肌无力时，与抗胆碱酯酶联用的是补中益气汤。治疗老年高血压时，与卡托普利联用的是钩藤汤。

[73－74]

【答案】73. C、74. B

【解析】本组题考查反治法。

是指顺从疾病假象而治的一种治疗法则，又称从治。从，是指采用方药的性质顺从疾病的假象，与疾病的假象相一致而言，究其实质，还是在治病求本法则指导下，针对疾病本质而进行治疗的方法，故实质上仍是“治病求本”。主要有“热因热用”、“寒因寒用”、“塞因塞用”、“通因通用”等。

(1)热因热用：是以热治热，即用热性药物治疗具有假热症状的病证。适用于阴寒内盛，格阳于外，反见热象的真寒假热证。

(2)寒因寒用：是以寒治寒，即用寒性药物治疗具有假寒症状的病证。适用于里热盛极，阳盛格阴，反见寒象的真热假寒证。

(3)塞因塞用：是以补开塞，即用补益药治疗具有闭塞不通症状的病证。适用于因虚而闭阻的真虚假实证。

(4)通因通用：是以通治通，即用通利的药物治疗具有实性通泄症状的真实假虚证。

[75－76]

【答案】75. B、76. E

【解析】本组题考查中药饮片的贮藏要求。

含淀粉多的饮片应贮于通风干燥处，以防虫蛀。

例如：桔梗、山药、葛根等。

含挥发油多的饮片应置阴凉干燥处贮存，防止香气散失。

例如：薄荷、当归、川芎、荆芥等。

含糖分及黏液质较多的饮片，应贮于通风干燥处。

例如：肉苁蓉、熟地黄、天冬、党参等。

种子类药材应密闭贮藏。

例如：紫苏子、莱菔子、薏苡仁、扁豆等。

酒当归、酒大黄、醋芫花、醋大戟等应贮于密闭容器中。

盐知母、盐车前子、盐巴戟天应贮于密闭容器内。

蜜炙款冬花、蜜炙枇杷叶应密闭贮于缸、罐内。

硼砂、芒硝等易风化，应贮于密封的缸、罐中。

人参、西洋参、熊胆、西红花、冬虫夏草等应单独贮藏，专人管理。

麝香应用瓶装密闭，以防香气走失。

牛黄宜瓶装，在霉季时放入石灰缸中，以防受潮霉变。

人参极易受潮、发霉,在霉季应放入石灰缸内贮存等。

[77－78]

【答案】77. B、78. C

【解析】本组题考查中药饮片保管养护品种。

(1)易变色饮片:月季花、白梅花、玫瑰花、款冬花、红花、山茶花、金银花、扁豆花、橘络、佛手、通草、麻黄。

(2)易失去气味饮片:广藿香、香薷、紫苏、薄荷、佩兰、荆芥、细辛、肉桂、花椒、月季花、玫瑰花、吴茱萸、八角茴香、丁香、檀香、沉香、厚朴、独活、当归、川芎。

[79－81]

【答案】79. B、80. D、81. C

【解析】本组题考查中药斗谱。

气味恶劣,不能与它药同装于一个药斗内的是鸡矢藤。须按特殊管理药品管理,不能装于一般药斗内的是罂粟壳。属贵细药品,不能存放于一般药斗内的是西红花。

[82－84]

【答案】82. A、83. D、84. E

【解析】本组题考察中西药联用。

酸性较强的药物可使药物排泄减少,增加药物的毒副作用。

酶抑反应会影响药物在体内代谢,降低药效或增加毒副作用。

影响药物透过生物膜吸收就会使药物吸收量减少。

[85－86]

【答案】85. E、86. A

【解析】本组题考查中药炮制方法。

枳壳以行气为主,一般使用麸炒品。补骨脂以补肾为主,一般使用盐炙品。

[87－88]

【答案】87. D、88. D

【解析】本组题考查中西药联用。

碱性药物与酸性药物发生相互作用,加快药物排泄速度,导致药效降低,失去疗效。举例如下:

①碱性中药如煅牡蛎、煅龙骨、红灵散、女金丹、痧气散、乌贝散、陈香露白露片等,与尿液酸化药物诺氟沙星、呋喃妥因、吲哚美辛、头孢类抗生素等联用时,酸性解离增多,排泄加快,使作用时间和作用强度降低。

②红霉素在碱性环境下抗菌作用强,当与含山楂制剂合用时,可使血液中 pH 值降低,导致红霉素分解,失去抗菌作用。

③冰硼散可使尿液碱化,增加青霉素、磺胺类酸性药物的排泄速度,降低药物有效浓度,抗菌作用明显降低。

④含有机酸成分的中药如乌梅、山茱萸、陈皮、木瓜、川芎、青皮、山楂、女贞子等,与碱性药物如氢氧化铝、氢氧化钙、碳酸钙、枸橼酸镁、碳酸氢钠、氨茶碱、氨基糖苷类抗生素等合用时,会发生酸碱中和而降低或失去药效。

[89－90]

【答案】89. A、90. B

【解析】本组题考查中药的中毒反应。

(1)过量服用含有马钱子的药物会引起乌头类中药的中毒反应和临床表现

①神经系统毒性

临床表现:口舌、四肢及全身麻木，头痛、头晕、精神恍惚、语言不清或小便失禁,继而四肢抽搐、牙关紧闭、呼吸衰竭等。

②循环系统毒性

临床表现:心悸气短、心律失常、血压下降、面色苍白、口唇紫绀、四肢厥冷等。

③消化系统毒性

临床表现:流涎、恶心、呕吐、腹痛、腹泻、肠鸣音亢进。

(2)马钱子类中药的中毒反应和临床表现

初期出现头晕、头痛、烦躁不安、面部肌肉紧张、吞咽困难;进而伸肌与屈肌同时做极度收缩,发生典型的士的宁惊厥,角弓反张,可因呼吸肌痉挛窒息或心力衰竭而死亡。

(3)蟾酥类中药的中毒反应和临床表现

循环系统毒性

临床表现:胸闷、心悸、心律不齐、脉缓慢无力、心电图显示房室传导阻滞等。严重时面色苍白、口唇发绀、四肢厥冷、大汗虚脱、血压下降、休克,甚至心跳骤停而死亡。

(4)雄黄类中药的中毒反应和临床表现

①消化系统毒性

临床表现:口腔咽喉干痛、烧灼感、口中有金属味、流涎、剧烈恶心呕吐、腹痛腹泻,严重时类似霍乱。

②各种出血症状,如吐血、咯血、眼结膜充血、鼻衄、便血、尿血等。

(5)朱砂的中毒反应和临床表现:恶心呕吐、腹痛、口中有金属味、流涎、口腔黏膜充血、牙龈肿胀、溃疡。

(6)雷公藤的中毒反应和临床表现

①消化系统毒性临床表现:胃部不适、口干、上腹灼热感,继而出现恶心呕吐、上腹剧痛、腹泻,以及肝区不适、黄疸。

②心血管系统毒性临床表现:唇甲发绀、心悸、胸闷、气短、血压下降、心律不齐、心电图异常。

(7)黄药子的中毒反应和临床表现:恶心呕吐、腹痛腹泻,口腔、舌、咽喉烧灼感,流涎等。长期或大量服用则对肝脏产生损害,如黄疸、肝功能异常、肝硬化、肝昏迷等。

三、综合分析选择题(共 20 题,每题 1 分。题干分为若干组,每组题目基于同一个临床情景、病例、实例或者案例的背景信息逐题展开。每题的备选项中,只有一个最佳答案。)

[91 -92]

【答案】91. B、92. A

【解析】本组题考查实热证。

胃脘灼痛,舌红提示属于肝胃郁热。弦脉提示病位相关之脏是肝。

[93 -94]

【答案】93. A、94. C

【解析】本组题考查脏腑辨证。

肾阴虚的临床表现常见头晕目眩,耳鸣耳聋,牙齿松动,失眠遗精,口咽发干,五心烦热,盗汗,腰膝酸痛。舌红,脉细数。

肺肾阴虚证临床常见咳嗽痰少,动则气促,间或咳血,腰膝酸软,消瘦,骨蒸潮热,盗汗遗精,颧红。舌红苔少,脉细数。

[95-98]

【答案】95. C、96. D、97. D、98. D

【解析】本组题考查寒凝心脉型胸痹的辨证论治。

[症状]胸痛彻背,感寒痛甚,胸闷气短,心悸,形寒肢冷,面白。舌苔白,脉沉迟或沉紧。

[治法]温阳散寒。

[方剂应用]乌头赤石脂丸。

[中成药选用]冠心苏合丸、麝香保心丸。

[99-102]

【答案】99. E、100. B、101. C、102. C

【解析】本组题考查肝胃不和型胃痛的辨证论治。

[症状] 胃脘胀痛,连及胁肋,暖气后疼痛减轻,生气时胃痛加重,食欲不振,或见嘈杂吞酸。舌红,苔薄白,脉弦。

[治法] 舒肝理气,和胃止痛。

[方剂应用] 柴胡疏肝散。

[中成药选用] 气滞胃痛颗粒、柴胡疏肝丸、舒肝和胃口服液、沉香舒气丸、胃苏颗粒。

[103-106]

【答案】103. D、104. C、105. E、106. E

【解析】本组题考查肝阳上亢型头痛的辨证论治。

[症状] 头痛而眩,心烦易怒,夜寐不宁,或兼胁痛,面红口苦。苔薄黄,脉弦有力。

[治法] 平肝潜阳。

[方剂应用] 羚角钩藤汤。

[中成药选用] 天麻钩藤颗粒、全天麻胶囊、羚羊角粉、牛黄降压片、脑立清丸。

[107-110]

【答案】107. C、108. B、109. B、110. C

【解析】本组题考查气滞郁结型便秘的辨证论治。

[症状] 大便秘结,欲便不得,嗳气频作,胸胁痞满,甚则腹中胀痛,纳食减少。舌苔薄腻,脉弦。

[治法] 顺气行滞。

[方剂应用] 六磨汤。

[中成药选用] 槟榔四消丸、当归龙荟丸或通便灵胶囊。

四、多项选择题(共 10 题,每题 1 分。每题的备选项中有 2 个或 2 个以上正确答案。少选、错选、多选均不得分。)

111.【答案】ACD

【解析】本题考查阴阳偏衰的治疗原则。

对于阴阳偏衰,即阴液或阳气的一方虚损不足的病证,如阴虚、阳虚或阴阳两虚等,应采用"补其不足"的方法治之。

112.【答案】ADE

【解析】本题考查土的特性。

古人称“土爱稼穑”。“稼穑”，是指土有播种和收获农作物的作用。引申为具有生化、承载、受纳作用的事物，均归属于土。故有“土载四行”、“万物土中生，万物土中灭”和“土为万物之母”之说。

113.【答案】ABCDE

【解析】本题考查康复的原则。

康复的原则包括：

(1)形神共养

①养形重在养精血保胃气。

②养神重在调神护神。

(2)调养气血阴阳

①调养气血。

②调养阴阳。

③协调脏腑。

④疏通经络。

114.【答案】AB

【解析】本题考查呃逆的临床症状。

呃逆，俗称“打呃”。呃声高亢而短，响亦有力，多属实热；呃声低沉而长，气弱无力，多属虚寒。日常的打呃，呃声不高不低，无其他不适，多为食后偶然触犯风寒，或因咽食急促所致，不属病态；若久病胃气衰败，出现呃逆，声低无力，则属危证。

115.【答案】ABCDE

【解析】本题考查执业药师的职责。

执业药师在咨询服务和用药指导过程中，需特别提示的情形有：首次使用的药品；多种药物合并应用；使用含有毒成分的药品；处方用法与说明书不一致；使用需特殊条件贮存的药品。

116.【答案】ABCD

【解析】本题考查藏药理论的五元学说。

(1)内容：土、水、火、风、空。

(2)属性和功能

①土元

属性：“沉、稳、坚、黏”；

功能：持载和固定，是万物产生和存在的基础，为药物生长之本源。

②水元

属性：“重、寒、湿、润”；

功能：湿润和聚拢，能使万物滋润和聚拢成形，为药物生长之湿能。

③火元

属性：“热、轻、锐、腻”；

功能：温和和熟腐，能使万物产生温热和促使成熟，为药物生长之热源。

④风元

属性:“轻、动、糙、燥”;

功能:使万物运动和保持干燥,为药物生长之动力。

⑤空元

属性:“空、虚”;

功能:为万物运动和药物生长提供空间。

117.【答案】ACDE

【解析】本题考查滑脉。

脉象:“往来流利,如珠走盘”,指下有一种圆滑感。

主病:痰饮、食滞、实热等。平人脉滑而冲和,是营卫充实之象。妇人妊娠亦常见滑象,是血气充盛而调和的表现。

118.【答案】ABCE

【解析】本题考查气陷证。

常见临床表现有头目昏花,少气倦怠,腹部有坠胀感,脱肛或子宫脱垂等。舌淡苔白,脉弱。

119.【答案】ABCDE

【解析】本题考查影响中药质量变异的环境因素。

主要因素包括湿度、温度、日光、空气、害虫。

120.【答案】ABCDE

【解析】本题考查引起中药变质的外界因素。

外界因素有温度、湿度、空气、日光、害虫。

中药学综合知识与技能试卷(2)答案与解析

一、最佳选择题(共40题,每题1分。每题的备选项中,只有1个最符合题意。)

1.【答案】D

【解析】本题考查中医学的整体观念。

(1)人体是一个有机的整体,以五脏为中心,通过经络系统,把六腑、五体、四肢等联结成一个整体。

(2)人与自然界的统一性。

(3)人与社会人文环境的整体统一性。

2.【答案】E

【解析】本题考查阴阳学说的应用。

“春夏养阳,秋冬养阴”,语出《黄帝内经·素问·四气调神大论篇》,高世栻注解:“圣人春夏养阳,使少阳之气生,太阳之气长;秋冬养阴,使太阴之气收,少阴之气藏。”是谓春夏养阳,以养阳之生长;秋冬养阴,以养阴之收藏。这种理论旨在强调调养四时阴阳的重要性。

3.【答案】D

【解析】本题考查五行学说。

木的特性,古人称“木曰曲直”。引申为具有生长、升发、条达舒畅等作用的事物。

火的特性,古人称“火曰炎上”。引申为具有温热、升腾作用的事物。

土的特性,古人称“土爰稼穑”。引申为具有生化、承载、受纳作用的事物。

金的特性,古人称“金曰从革”。引申为具有清洁、肃降、收敛等作用的事物。

水的特性,古人称“水曰润下”。引申为具有寒凉、滋润、向下运行的事物。

4.【答案】C

【解析】本题考查五脏的关系。

肾的生理功能:肾藏精,主水,主骨生髓,主纳气,主生长发育,主生殖。肝的生理功能:主疏泄和藏血。故有藏泄互用关系的两脏是肾与肝。

5.【答案】E

【解析】本题考查五脏与液的关系。

心在液为汗;肺在液为涕;脾在液为涎;肝在液为泪;肾在液为唾。

6.【答案】C

【解析】本题考查七情内伤致病的理论。

怒则气上;思则气结;悲则气消;恐则气下;惊则气乱;喜则气缓。

7.【答案】D

【解析】本题考查八纲辨证。

实,指邪气亢盛,是以邪气盛为主要矛盾的一种病理反应。

虚,指正气不足,是以正气虚衰、抗邪能力低下为主要矛盾的一种病理反应。

8.【答案】E

【解析】本题考查体质学说。

对于不同的体质,应当采用不同的养生方法。如体质强壮者应注意预防疾病。因为疾病可以损伤人体,使体质下降,防病则可以维护体质;同时还应加强锻炼,促使气血阴阳流通,不使邪气停着。体质虚弱者则除了预防疾病以外,还应采取适当的锻炼方法,并注意饮食调理,防止过劳过逸,促使体质增强。对于不同倾向的体质,还应注意生活起居和饮食方面的宜忌,如阴盛体质宜温忌寒,阳盛体质宜凉忌热。

9.【答案】C

【解析】本题考查湿邪的性质及致病特点。

(1)湿为阴邪,易阻遏气机,损伤阳气;

(2)湿性重浊;

(3)湿性黏滞;

(4)湿性趋下,易伤阴位。

10.【答案】A

【解析】本题考查六淫。

寒性凝滞,主痛。“凝滞”即凝结、阻滞不通之意。寒邪伤人,阴气偏盛,阳气受损,经脉气血为寒邪凝滞不通,不通则痛。故寒邪伤人多见疼痛症状,如偏于寒盛之痹证,则多见疼痛较剧。

11.【答案】D

【解析】本题考查治则。急则治标、缓则治本。

缓则治其本指在一般情况下治病必须抓住疾病的本质,解决其根本矛盾,进行针对根本原因的治疗。对慢性病或急性病恢复期有重要指导意义。如肺痨咳嗽,阴虚内热,虚火灼肺而见咳嗽、低热、口干、咽燥、五心烦热、颧红、盗汗等症状时,其咳嗽等症是疾病的现象,为标;阴虚内热,虚火灼肺则是疾病的本质为本。因此治疗时就不应以止咳祛痰方法来治标,而应着重于运用滋阴润肺以治本,解决其阴虚矛盾。只有提高了机体的抗病能力,方能使肺痨治愈。又如在治疗急性热病时,后期伤阴,则应养胃滋肾等。以上所述都是缓则治其本的应用。

12.【答案】C

【解析】本题考查反治。

反治:是指顺从疾病假象而治的一种治疗法则,又称从治。从,是指采用方药的性质顺从疾病的假象,与疾病的假象相一致而言,究其实质,还是在治病求本法则指导下,针对疾病本质而进行治疗的方法,故实质上仍是“治病求本”。主要有“热因热用”、“寒因寒用”、“塞因塞用”、“通因通用”等。

热因热用:是以热治热,即用热性药物治疗具有假热症状的病证。适用于阴寒内盛,格阳于外,反见热象的真寒假热证。

寒因寒用:是以寒治寒,即用寒性药物治疗具有假寒症状的病证。适用于里热盛极,阳盛格阴,反见寒象的真热假寒证。

塞因塞用:是以补开塞,即用补益药治疗具有闭塞不通症状的病证。适用于因虚而闭阻的真虚假实证。

通因通用:是以通治通,即用通利的药物治疗具有实性通泄症状的真实假虚证。

13.【答案】B

【解析】本题考查问胸痛。
胸闷痛而痞满者,多为痰饮;
胸胀痛而走窜,嗳气痛减者,多为气滞;
胸痛而咳吐脓血者,多见于肺痈;
胸痛喘促而伴有发热,咳吐铁锈色痰的,多属肺热;
胸痛、潮热、盗汗、痰中带血者,多属肺痨;
胸痛彻背,背痛彻胸,多属心阳不振;
痰浊阻滞的胸痹,如有胸前憋闷,痛如针刺刀绞,甚则面色灰滞,冷汗淋漓,则为“真心痛”。

14.【答案】C

【解析】本题考查肝胆湿热证的临床表现。
肝胆湿热证临床常见胁肋满闷疼痛,黄疸,小便短赤,或小便黄而浑浊,或带下色黄腥臭,外阴瘙痒,或睾丸肿痛,红肿灼热。舌苔黄腻,脉弦数。一般以右胁肋部胀痛,纳呆,尿黄,舌红苔黄腻为辨证要点。

15.【答案】B

【解析】本题考查藏药八性理论。
八性:重、腻、凉、钝、轻、糙、热、锐。八性源于五元,其中:
土元偏盛药物性能则重、腻;
水元偏盛药物性能则凉、钝;
火元偏盛药物性能则热、锐;
风元偏盛药物性能则轻、糙。
重、腻两性对治特性为轻、糙的隆病;
凉、钝两性对治特性为热、锐的赤巴病;
轻、糙、热、锐四性对治特性为重、柔、寒、钝的培根病。

16.【答案】E

【解析】本题考查三酰甘油的临床意义。
(1)增高
①动脉硬化及高脂血症。
②生理性:长期饥饿或食用高脂肪食品,大量饮酒。
③其他疾病:如胰腺炎、肝胆疾病、阻塞性黄疸、肥胖、糖尿病、严重贫血、肾病综合征。
④用药:应用雌激素、避孕药。
(2)减少
可见甲状腺功能亢进、肾上腺皮质功能减退、肝功能严重障碍等。

17.【答案】D

【解析】本题考查嗜酸性粒细胞。
嗜酸性粒细胞增多:
(1)过敏性疾病:如支气管哮喘、荨麻疹、药物性皮疹、食物过敏、血清病、过敏性肺炎等;(2)皮肤病与寄生虫病:如牛皮癣、湿疹、疱疹样皮炎、钩虫病、血吸虫病、绦虫病等。

18.【答案】A

【解析】本题考查饮片的别名。

处方写大腹子应付槟榔。

19.【答案】D

【解析】本题考查饮片的炮制品。

处方直接写药名(或炒或炙),需调配醋炙品,例如延胡索。

20.【答案】A

【解析】本题考查引起血清肌酸激酶(CK)增高的疾病。

CK 为早期诊断急性心肌梗死(AMI)的灵敏指标之一;也可见于病毒性心肌炎、心脏手术;进行性肌萎缩;急性脑血管疾病、甲状腺功能减退症等。

21.【答案】E

【解析】本题考查先扶正后祛邪。

适用正虚邪实,以正虚为主的患者。因正气过于虚弱,若兼以攻邪,则反而更伤正气,故应先扶正而后祛邪。如某些虫积患者,因正气太虚弱,不宜驱虫,应先健脾以扶正,使正气得到一定恢复之时,然后再驱虫消积。

22.【答案】E

【解析】本题考查治则。

治实寒证应采取的方法是寒者热之。

23.【答案】E

【解析】本题考查肝病辨证。

(1)肝阳化风症状:头部抽引作痛,头晕眼花,肢麻或震颤,舌体抖动,舌红脉弦。甚则猝然昏倒,舌强,语言不利,或半身不遂。

(2)热极生风症状:高热,抽搐,项强,两眼上翻,甚则角弓反张,神昏,舌红,脉弦数。

(3)血虚生风症状:头目眩晕,视物模糊,面色萎黄,手臂发麻,或手足抽搐,牙关发紧,舌淡少苔,脉弦细。

(4)肝阴虚症状:眩晕耳鸣,胁痛目涩,面部烘热,五心烦热,潮热盗汗,口咽干燥,手足蠕动,舌红少津,脉弦细数。

(5)肝血虚症状:眩晕耳鸣,面白无华,爪甲不荣,夜寐多梦,视力减退。肢体麻木,关节拘急,手足震颤,妇女经少、色淡,经闭。舌淡苔白,脉弦细。

24.【答案】D

【解析】本题考查脏腑兼病辨证。

心肺两虚症状:久咳不已,气短心悸,面色㿠白,甚者口唇青紫。舌淡,脉细弱。

心脾两虚症状:心悸,失眠健忘,食纳减少,腹胀,大便溏泻,乏力,舌淡嫩,脉细弱。

心肾不交症状:虚烦失眠,心悸健忘,头晕耳鸣,咽干,腰膝酸软,多梦遗精,潮热盗汗,小便短赤。舌红无苔,脉细数。

肺脾两虚症状:久咳,短气乏力,痰多清稀,腹胀便溏,足面浮肿。舌淡苔白,脉细弱。

肝火犯肺症状:胸胁窜痛,咳嗽阵作,甚则咳吐鲜血,性急善怒,烦热口苦,头眩目赤。舌红苔黄,脉弦数。

25.【答案】D

【解析】本题考查反治。

反治是指顺从疾病假象而治的一种治疗法则,又称从治。从,是指采用方药的性质顺从疾病的假象,与疾病的假象相一致而言,究其实质,还是在治病求本法则指导下,针对疾病本质而进行治疗的方法,故实质上仍是“治病求本”。主要有“热因热用”、“寒因寒用”、“塞因塞用”、“通因通用”等。

26.【答案】A

【解析】本题考查妊娠用药禁忌。

桂枝辛温助热,容易伤阴动血。因此,温热病、阴虚阳盛、血热妄行者忌服,孕妇(妊娠期妇女)及月经量多者慎服。

27.【答案】A

【解析】本题考查用药注意事项。

表邪未解者,忌用固表止汗药,以免妨碍发汗解表。

28.【答案】D

【解析】本题考查中药调剂。

调配饮片时,每剂中药的重量误差应控制在 ±5% 以内。

29.【答案】B

【解析】本题考查妊娠用药。

牛黄上清丸功效为清热泻火、散风止痛,含有牛黄等成分,攻下、泻火之力较强,易致孕妇流产。

30.【答案】D

【解析】本题考查含水量。

一般中药炮制品的绝对含水量应控制在 7% ~13% 。

31.【答案】E

【解析】本题考查处方应付。

寸云是肉苁蓉的别名。

32.【答案】C

【解析】本题考查毒性中药的用量。

洋金花、生马钱子的用量均为 0.3 ~0.6 g;斑蝥的用量为 0.03 ~0.06 g;雄黄的用量为 0.05 ~0.1 g;生附子的用量为 3 ~15 g;砒石的用量为 0.002 ~0.004 g。

33.【答案】C

【解析】本题考查中成药的配伍应用。

四君子丸:益气健脾。

34.【答案】C

【解析】本题考查中成药联用的配伍禁忌。

二者均含朱砂,会增加有毒药物的服用量,加大患者产生不良反应的危险性。

35.【答案】E

【解析】本题考查中成药联用。

(1)附子理中丸配伍四神丸,治疗五更泻;

(2)归脾丸配伍人参养荣丸,治疗心悸眩晕;

(3)脑立清配伍六味地黄丸,治疗肝肾阴虚型高血压。

36.【答案】B

【解析】本题考查含马来酸氯苯那敏的药物使用注意。

芒果止咳片因含马来酸氯苯那敏,所以服药期间不宜驾驶车辆、管理机械及高空作业。

37.【答案】B

【解析】本题考查古代医学典籍的学术意义。

《金匮要略》开创了内伤杂病辨证论治体系。

38.【答案】A

【解析】本题考查古代医学典籍的学术意义。

中国古代收方最多的方书是《普济方》。

39.【答案】B

【解析】本题考查中药不良反应的概念。

中药不良反应是指患者接受正常剂量的药物时出现的任何有伤害的和与用药目的无关的反应。

40.【答案】A

【解析】本题考查细辛。

细辛中的挥发油直接作用于中枢神经系统,最终可因呼吸中枢完全麻痹而死亡。

二、配伍选择题(共50题,每题1分。备选答案在前,试题在后。每组题均对应同一组备选答案,每题只有一个正确答案。每个备选答案可重复选用,也可不选用。)

[41-42]

【答案】41. A、42. E

【解析】本组题考查五脏的功能。

能调畅情志的是肝。主生长、发育的是肾。

[43-44]

【答案】43. A、44. B

【解析】本题考查四诊的定义。

通过触按患者脉搏或身体其他部位以了解病情的方法是切诊。通过听声音、嗅气味以了解病情的方法是闻诊。

[45-47]

【答案】45. D、46. A、47. E

【解析】本题考查望神。

(1)得神,神以精气为基础,故精气充盛则神旺,而精气表现于两目比较突出。在疾病过程中,如患者两眼灵活,明亮有神,鉴识精明,神志清楚,反应灵敏,语言清晰,称为“有神”或“得神”。表示正气未伤,脏腑功能未衰,即使病情较重,预后亦多良好。

(2)失神,在疾病过程中,如患者表现为目光晦暗,瞳仁呆滞,精神萎靡,反应迟钝,呼吸气微,甚至神识昏迷,循衣摸床,撮空理线,或猝倒而目闭口开、手撒、尿遗等,均称为“失神”或“无神”。表示正气已伤,病情严重,预后不好。

(3)假神,往往见于久病、重病、精气极度衰弱的患者。如原来不欲言语,语声低弱,时断时续,突然转为言语不休者;原来精神极度衰颓,意识不清,突然精神转“佳”者;原来面色十分晦暗,忽然两颧发红如妆者,都属于假神,是为阴阳格拒,阴不敛阳,欲将离决的虚假现象,人们通常把它比喻为“回光返照”或“残灯复明”,应予以特别注意。

(4)神乱，即神志异常，常见于癫、狂、痫的患者。若表情淡漠，寡言少语，闷闷不乐，继则精神发呆，哭笑无常，多为痰气凝结、阻蔽心神的癫病；若烦躁不宁，登高而歌，弃衣而走，呼号怒骂，打人毁物，不避亲疏，多属痰火扰心的狂病；若突然跌倒，昏不知人，口吐涎沫，四肢抽动，多属痰迷心窍、肝风内动的痫病。

[48－49]

【答案】48. D、49. C

【解析】本题考查望舌形的临床意义。

热盛津伤可见裂纹舌。脾虚湿盛可见齿痕舌。

[50－52]

【答案】50. B、51. E、52. D

【解析】本题考查哮与喘。

呼吸困难，短促急迫，甚则鼻翼扇动，或张口抬肩不能平卧的称为喘。

喘气时喉中有哮鸣声的称为哮。

喘有虚实之分。若喘息气粗，声高息涌，唯以呼出为快的，属实喘，多因肺有实邪，气机不利所致；

若喘声低微息短，呼多吸少，气不得续的，属虚喘，乃肺肾气虚，出纳无力之故。

[53－55]

【答案】53. B、54. A、55. C

【解析】本题考查中成药。

风寒犯肺—杏苏散、通宣理肺丸；痰热壅肺—清金化痰汤、复方鲜竹沥液、蛇胆川贝液；

燥邪伤肺—桑杏汤、二母宁嗽丸、蜜炼川贝枇杷露、养阴清肺丸。

[56－58]

【答案】56. D、57. B、58. A

【解析】本题考查泄泻。

泄泻脾肾阳虚证的临床症状是黎明之时，脐腹作痛，肠鸣即泻，泻后则安。泄泻湿热内蕴证的临床症状是泻下急迫，泻而不爽，肛门灼热，小便短黄。泄泻食伤肠胃证的临床症状是泻下粪便臭如败卵，伴未消化食物，嗳腐吞酸。

[59－61]

【答案】59. E、60. B、61. D

【解析】本题考查虚劳的辨证论治。

虚劳阴虚：沙参麦冬汤、六味地黄丸；虚劳血虚：四物汤、八珍颗粒、当归补血口服液等；虚劳气虚：四君子汤、补中益气丸、玉屏风颗粒、参芪片等。

[62－63]

【答案】62. A、63. E

【解析】本题考查藏象。

能藏血的是肝。能藏精的是肾。

[64－66]

【答案】64. E、65. B、66. C

【解析】本题考查中药调剂。

使用龟鹿二仙胶时应烊化。使用钩藤时应后下。使用车前子时应包煎。

[67－68]

【答案】67. D、68. C

【解析】本题考查粪外观检查的临床意义。

(1)米泔水样便:常见于霍乱、副霍乱等;

(2)黏液便:常见于小肠炎症(黏液混于粪便中)、大肠炎症(黏液附着于粪便表面);

(3)胨状便:常见于过敏性肠炎、慢性菌痢等;

(4)脓血便:常见于细菌性痢疾、阿米巴痢疾(以血为主,呈暗红果酱色);

(5)乳凝便:常见于儿童消化不良;

(6)鲜血便:常见于痔疮、肛裂等下消化道出血;

(7)柏油便,黑色有光泽:常见于上消化道出血;

(8)细条便:常见于直肠癌;

(9)稀糊状或水样粪便:常见于各种肠道感染、非感染性腹泻、急性胃肠炎;

(10)白陶土便:因胆汁减少或缺乏,使粪胆素减少或缺乏所致,常见于阻塞性黄疸。

[69－71]

【答案】69. B、70. C、71. A

【解析】本题考查执业药师的作用。

全球药师共同追求的目标是提供以患者为中心的药学服务。实施全程化的药学服务是药师的责任。执业药师由关注药物转向直接面向患者。

[72－73]

【答案】72. A、73. C

【解析】本题考查正确的服药方法。

内服大补阴丸宜用的药引是淡盐水。内服四神丸宜用的药引是米汤。

[74－77]

【答案】74. D、75. C、76. B、77. A

【解析】本组题考查中西药联用。

朱砂安神丸与溴化钾联用,能产生不良反应。磁朱丸与喹诺酮类药物联用,能降低药物疗效。含麻黄类中药治疗哮喘,与巴比妥类西药联用,能降低西药的不良反应。枳实与庆大霉素联用,能协同增效。

[78－79]

【答案】78. B、79. D

【解析】本组题考查含西药成分的感冒类中成药。

大部分含西药成分的感冒类中成药均含有一种或多种上述成分。其中,抗感灵片只含有对乙酰氨基酚一种西药成分;贯黄感冒颗粒只含有马来酸氯苯那敏一种西药成分。

[80－83]

【答案】80. D、81. B、82. C、83. A

【解析】本组题考查不寐。

(1)心火炽盛

症状:心烦不寐,烦躁不宁,口干舌燥,小便短赤,口舌生疮。舌尖红,苔薄黄,脉细数或脉数有力。

方药:朱砂安神丸。

(2)肝郁化火

症状:不寐多梦,甚则彻夜不眠,急躁易怒,伴头晕头胀,目赤耳鸣,口干口苦,便秘尿赤,不思饮食。舌红苔黄,脉弦而数。

方药:龙胆泻肝汤。

(3)阴虚火旺

症状:心烦不眠,入睡困难,心悸多梦,头晕耳鸣,健忘,腰膝酸软,潮热盗汗,五心烦热,咽干少津,男子遗精,女子月经不调。舌红少苔,脉细数。

方药:六味地黄丸。

(4)心脾两虚

症状:不易入睡,多梦易醒,心悸健忘、头晕目眩,神疲食少,四肢倦怠,腹胀便溏,面色少华。舌质淡,苔薄,脉细无力。

方药:归脾汤。

[84-86]

【答案】84. A、85. A、86. B

【解析】本题考查中药不良反应的中毒解救。

处理中药不良反应时,严重心功能不全患者禁用洗胃。消化道黏膜被腐蚀的中毒患者禁用洗胃。急性中毒出现呼吸衰竭者应及时供氧。

[87-88]

【答案】87. B、88. E

【解析】本题考查阴阳学说的应用。

温肾阳以补脾阳的治法是益火补土法。用泻肝健脾法治疗肝旺脾虚证的方法又称抑木扶土法。

[89-90]

【答案】89. C、90. E

【解析】本题考查望目。

眼胞红肿,多为肝经风热;

目窠浮肿,如卧蚕状,多为水肿;

眼窝下陷,多是津液亏耗;

目眦赤烂,多属湿热;

小儿睡眼露睛,多属脾虚,气血不足;

瞳孔散大,是为精气衰竭;

白睛黄染,常见于黄疸;

目眦淡白,属气血不足;

诸经热盛,均可见到目赤。

三、综合分析选择题(共20题,每题1分。题干分为若干组,每组题目基于同一个临床情景、病例、实例或者案例的背景信息逐题展开。每题的备选项中,只有一个最佳答案。)

[91-94]

【答案】91. B、92. E、93. C、94. A

【解析】本组题考查由于肾精亏损导致的中风。

［症状］音喑失语，心悸气短，耳鸣，腰膝酸软，舌红或淡，苔薄少，脉细无力。

［治法］滋肾利窍。

［方剂应用］地黄饮子。

［中成药选用］地黄饮子，左（右）归丸合黄氏响声丸。

［95－98］

【答案】95. C、96. A、97. D、98. E

【解析】本组题考查脾肾阳虚型泄泻的辨证论治。

［症状］黎明之前，脐腹作痛，肠鸣即泻，泻后则安，腹部喜温，形寒肢冷，腰膝酸软，舌淡苔白，脉沉细。

［治法］温肾健脾，固涩止泻。

［方剂应用］四神丸。

［中成药选用］四神丸，涩肠止泻散，固本益肠丸，固肠止泻丸。

［99－102］

【答案】99. D、100. C、101. E、102. B

【解析】本组题考查阴阳两虚型消渴的辨证论治。

［症状］小便频数，甚则饮一溲一，手足心热，咽干舌燥，面容憔悴，耳轮干枯，腰膝酸软，畏寒肢冷。舌淡苔白乏津，脉沉细无力。

［治法］温阳滋肾。

［方剂应用］金匮肾气丸。

［中成药选用］金匮肾气丸，右归丸。

［103－106］

【答案】103. B、104. C、105. A、106. E

【解析】本组题考查痰气郁结型郁证的辨证论治。

［症状］咽中不适，如有物梗阻，咽之不下，咯之不出，胸中闷窒，或兼胁痛。苔白腻，脉弦滑。

［治法］化痰利气。

［方剂应用］半夏厚朴汤。

［中成药选用］疏肝平胃丸，二陈丸合胃苏颗粒。

［107－110］

【答案】107. D、108. C、109. B、110. C

【解析】本组题考查痛痹型痹症的辨证论治。

［症状］肢体关节紧痛，痛有定处，遇寒痛增，得温痛减，痛处不红不热而常有冷感，关节不可屈伸。苔薄白，脉弦紧或沉迟而弦。

［治法］温经散寒，祛风除湿。

［方剂应用］乌头汤。

［中成药选用］小活络丸，寒湿痹冲剂。

四、多项选择题（共10题，每题1分。每题的备选项中有2个或2个以上正确答案。少选、错选、多选均不得分。）

111.【答案】BCDE

【解析】本题考查肾与志、液、体、华、窍的关系。

(1)在志为恐

(2)在液为唾

养生医家以舌抵上腭,待津唾满口后,咽之以养肾精,称为“饮玉浆”。

(3)在体为骨,主骨生髓,其华在发

牙齿是全身最硬的骨组织,牙齿与骨同属肾所主,故称“齿为骨之余”。

肾精能生血,血能生发。发的营养来源于血,但其根本在肾,故称“发为血之余”。

(4)在窍为耳及二阴

112.【答案】ABCDE

【解析】本题考查疫疠邪气的致病特点。

(1)疫疠邪气:指一类具有强烈传染性的外感致病邪气,又称“疠气”、“戾气”、“异气”、“毒气”、“乖戾之气”等。

(2)常见病:大头瘟、痄腮、疫痢、白喉、烂喉丹痧、天花、霍乱、鼠疫等。

(3)致病特点:发病急骤,病情较重,症状相似,传染性强,易于流行。

113.【答案】ABCDE

【解析】本题考查形成血瘀的成因。

(1)由于气虚、气滞、血寒、血热等原因,使血行不畅而瘀滞。

(2)由于内外伤,或气虚失摄,或血热妄行等原因,引起血离经脉,积存于体内而形成瘀血。

114.【答案】BD

【解析】本题考查既病防变。

如果疾病已经发生,则应争取早期诊断,早期治疗,或采取控制疾病传变的方法,以防止疾病的发展,达到早日治愈疾病的目的,就是既病防变。

(1)早期诊治;(2)控制疾病的传变。

115.【答案】ADE

【解析】本题考查涩脉。

(1)脉象:往来艰涩不畅,有如轻刀刮竹;

(2)主病:气滞、血瘀、精伤、血少。

116.【答案】ABCDE

【解析】本题考查气的功能。

包括:(1)推动作用;(2)温煦作用;(3)防御作用;(4)固摄作用;(5)气化作用。

117.【答案】ADE

【解析】本题考查肝胃不和的主要症状。

主要症状有胃脘胀痛,连及胁肋,嗳气后疼痛减轻,生气时胃痛加重,食欲不振,或见嘈杂吞酸。舌红,苔薄白,脉弦。

118.【答案】BD

【解析】本题考查中药的贮藏。

饮片易发生软化、融化的有松香、芦荟、阿魏、猪胆膏、白胶香、安息香、柿霜、乳香、没药、苏合香。

119.【答案】BCDE

【解析】本题考查红花注射液的不良反应。

例如呼吸困难、胸闷、过敏样反应、过敏性休克、寒战、发热，心悸等。

120.【答案】ABC

【解析】本题考查合理用药的基本原则。

安全：一名合格的执业药师在指导用药时，必须把保证患者用药安全放在首位。

有效：一名合格的执业药师在指导用药时，必须在安全的前提下，保证药物有效。

简便：一名合格的执业药师在指导用药时，必须在安全、有效的前提下，力争做到所推选药物的使用方法简便易行。

经济：一名合格的执业药师在指导用药时，必须在安全、有效的前提下，除力争做到所推选的药物用法简便外，还必须做到：

(1)用药不滥；(2)经济实用；(3)保护环境。

中药学综合知识与技能试卷(3)答案与解析

一、最佳选择题(共 40 题,每题 1 分。每题的备选项中,只有 1 个最符合题意。)

1.【答案】D

【解析】本题考查中医学的指导思想。

中医学的指导思想是整体观念。中医学的诊疗特点是辨证论治。

2.【答案】C

【解析】本题考查阴阳的消长平衡。

阴阳学说认为,事物对立的双方不是处于静止的和不变的状态,而是始终处于不断的运动变化之中,是在一定限度、一定时间内的"阴消阳长"、"阳消阴长"中维持着相对的平衡。事物就是在绝对的运动和相对的静止、绝对的消长和相对的平衡中生化不息。如以四时气候变化而言,从冬至春及夏,气候从寒冷逐渐转暖变热,即是"阴消阳长"的过程。由夏至秋及冬,气候由炎热逐渐转凉变寒,即是"阳消阴长"的过程。

3.【答案】B

【解析】本题考查根据相生原则确定的治法。

基本治则:"虚则补其母,实则泻其子。"即补母或泻子。

(1)滋水涵木法

又称滋肾养肝法、滋补肝肾法。是通过滋补肝肾之阴,以达到涵敛肝阳的目的。主要用于肾阴亏虚而致肝阴不足、肝阳偏亢之证。

(2)金水相生法

又称补肺滋肾法、滋养肺肾法。是一种滋补肺肾阴虚的治疗方法。主要用于肺虚不能布津以滋肾,或肾阴亏虚,精不能上荣于肺,而致肺肾阴虚的病证。

(3)培土生金法

又称补养脾肺法。是通过补脾益气达到补益肺气的治疗方法。主要用于脾胃不足,生化减少,肺气失养的肺脾气虚证。

(4)益火补土法

"火"特指命门之火,而非心火。益火,是指补益命门之火,也就是补益肾阳。又称温肾健脾法,是温肾阳以补脾阳的治疗方法,主要用于肾阳衰微而致脾阳不振的病证。

4.【答案】C

【解析】本题考查五行相克。

据五行相克规律确定的治法,临床常用的有抑木扶土法、培土制水法、佐金平木法、泻南补北法。

5.【答案】B

【解析】本题考查体质类型。

具有代谢相对亢奋、身体偏热、多动、兴奋等特性的体质类型为偏阳质。

6.【答案】A

【解析】本题考查藏象的特点。

五脏主藏精气，以藏为主，藏而不泻；六腑传化水谷，传化物而不藏。正因为它们的功能特点不同，才分成了脏和腑两类脏器。而奇恒之腑，虽名为腑，但其功能有异于六腑，却具有类似于五脏贮藏精气的作用，具有似脏非脏，似腑非腑的特点。

7.【答案】E

【解析】本题考查火邪的致病特点。

(1)火热为阳邪，其性炎上；

(2)火易伤津耗气；

(3)火热易生风动血；

(4)火热易发肿疡。

8.【答案】B

【解析】本题考查五体与五脏的关系。

脉、筋、肌肉、皮肤、骨称五体。面、发、毛、爪、唇称为五华，是五脏精气充盛的外候。心主脉，其华在面；肺主皮，其华在毛；肝主筋，其华在爪；脾主肉，其华在唇；肾主骨，其华在发。

9.【答案】B

【解析】本题考查肺主气的功能。

主气，司呼吸：指肺具有主呼吸之气和主一身之气的作用。肺是体内外气体交换的场所，人体通过肺，从自然界吸入清气，呼出体内的浊气，吐故纳新，使体内外的气体不断交换，从而保证了人体新陈代谢的正常进行。吸入的清气与脾胃运化的水谷精气在肺相合生成宗气，贯心脉以行心血。肺主气不仅能辅心行血，而且主持和调节了全身各脏腑组织器官之气，对全身的气机具有调节作用。

10.【答案】C

【解析】本题考查治则。

中医认为，虚则补之，实则泻之，若出现虚实夹杂之证，应当攻补兼施。

11.【答案】B

【解析】本题考查饮食停滞。

导滞和胃—保和丸。

12.【答案】C

【解析】本题考查瘀血阻络头痛。

瘀血阻络—通窍活血汤；

风寒头痛—川芎茶调散；肝阳上亢—羚羊钩藤汤。

13.【答案】E

【解析】本题考查津液和血的关系。

津液和血都是来源于饮食的精气，并能相互资生，相互作用。津液耗损常使气血同时亏虚，而气血亏虚，同样会引起津液的不足。例如大汗，大吐，大泻或温病耗损津液时，往往相继出现心悸气短、四肢厥冷，脉微细等气血亏虚的证侯；大量失血后，常有口燥渴、舌乾无津 、尿少便秘等津液不足的现象，故《灵枢·营卫生会篇》有“夺血者无汗，夺汗者无血”之说。

14.【答案】B

【解析】本题考查中医辨证诊治。

肺疏风热—疏风清肺—枇杷清肺饮；

胃肠湿热—清热除湿解毒—茵陈蒿汤、防风通圣散；

痰湿瘀滞—除湿化痰、活血散结—二陈汤合桃红四物汤。

15.【答案】E

【解析】本题考查脾胃气虚。

健脾益气、佐以助运—异功散。

16.【答案】A

【解析】本题考查带下。

正常情况下，妇女阴道内应有少量乳白色、无臭的分泌物，有濡润阴道壁的作用。若分泌过多或缠绵不绝，即为带下。其中色白、量多淋漓者，为白带；白带中混有血液，赤白分明的，为赤白带；带下淡红黏稠，似血非血，称为赤带；其色淡黄，黏稠臭秽，是为黄带。临床以白带、黄带较为多见。

问带下，应注意了解量的多少、色质和气味等。若带下量多色白，清稀如涕，多属脾虚湿注；带下色黄，黏稠臭秽，或伴有外阴瘙痒疼痛，多属湿热下注；带下色赤，淋漓不断，微有臭味，多属肝经郁热；带下晦暗，质稀薄而多，腰腹酸冷，多属肾虚。总之，凡带下色白而清稀的，多属虚证、寒证；色黄或赤，稠黏臭秽的，多为实证、热证。

17.【答案】A

【解析】本题考查肾阴虚的临床表现。

肾阴虚的临床表现常见头晕目眩，耳鸣耳聋，牙齿松动，失眠遗精，口咽发干，五心烦热，盗汗，腰膝酸痛。舌红，脉细数。一般以肾病的主要症状和阴虚内热症状同见为辨证要点。

18.【答案】B

【解析】本题考查自汗。

经常汗出不止，活动后加重的是自汗，多因气虚卫阳不固所致，故常伴有神疲、乏力、气短、畏寒等阳气虚损的症状。

19.【答案】B

【解析】本题考查问小便。

小便次数增多，为小便频数，短赤而急迫的，多属下焦湿热；量多而色清的，多属下焦虚寒，肾气不固，膀胱失约；尿频而涩少，常是阴虚内热；小便数而大便硬，多是脾约病。小便次数减少，除属津液亏耗，化源不足外，还常见于气化不利，水湿内停的病证。

小便时尿道疼痛，并常伴有急迫、艰涩、灼热等感觉的，多是湿热下注的淋证；小便后自觉空痛，多属肾气虚衰；尿后余沥不尽，不自主地排尿，或不能控制的尿滴沥，称为“尿失禁”，多属肾气不固，若伴见神志昏迷则多是危重证候。睡中不自主排尿，是为遗尿，多属肾气不足的虚证。

20.【答案】D

【解析】本题考查食欲与食量。

了解患者食欲状况，进食多少，对于判断病体的脾胃功能以及疾病的预后转归，有较重要的临床意义。

食欲减退或不欲食，胃纳呆滞，多是脾胃功能失常的表现。若食少见于久病，兼有面色萎黄、形瘦、倦怠等症者，属脾胃虚弱；而食少伴有胸闷、腹胀、肢体困重、舌苔厚腻者，则多是脾湿不运。

厌恶食物或恶闻食臭,即为厌食,又称“恶食”,多见于伤食。妇女怀孕,亦可有厌食的反应,多因妊娠后冲脉之气上逆,胃失和降所致。厌油腻厚味,多见于肝胆脾胃湿热的病证。

食欲过于旺盛,食后不久即感饥饿者,为消谷善饥,往往身体反见消瘦,这是胃火炽盛,腐熟太过所致;有饥饿感,但不想吃,或进食不多者,称为饥不欲食,多因胃阴不足,虚火上扰所致;易饥多食,但大便溏泻,消化不好,属胃强脾弱。

嗜食生米、泥土等异物,尤多见于小儿,往往是虫积的征象。妇女妊娠偏嗜某种食物,一般不属病态。

疾病过程中,食量渐增,表示胃气渐复,食量渐减,常是脾胃功能衰退的表现。若久病之人,本不能食,但突然反而暴食,这是中焦脾胃之气将绝的征象,称为“除中”,也是“回光返照”的一种表现。

21.【答案】D

【解析】本题考查中药斗谱。

属于配伍禁忌的药物,不能装于一斗或上下药斗中。例如甘草与京大戟、甘遂、芫花;藜芦与丹参、南沙参、玄参、苦参、白芍、赤芍、细辛;乌头类(附子、川乌及草乌)与半夏的各种炮制品、瓜蒌(瓜蒌皮、瓜蒌子、瓜蒌仁及天花粉);丁香(包括母丁香)与郁金(黄郁金、黑郁金);芒硝(包括玄明粉)与荆三棱;肉桂(官桂)与石脂(赤石脂)均不宜放在一起。

22.【答案】B

【解析】本题考查易泛油的中药。

独活、火麻仁、核桃仁、榧子、千金子、当归、牛膝、巴豆、狗肾、木香、龙眼肉、橘核、杏仁、蝼蛄、紫河车、前胡、川芎、白术、苍术。

23.【答案】D

【解析】本题考查饮片的含水量:7% ~13%。

24.【答案】A

【解析】本题考查合理用药。

服用感冒药期间不宜用滋补类中药,如左归丸。

25.【答案】E

【解析】本题考查不合理用药的主要表现。

(1)辨析病证不准确,用药指征不明确;

(2)给药剂量失准,用量过大或过小;

(3)疗程长短失宜,用药时间过长或过短;

(4)给药途径不适,未选择最佳给药途径;

(5)服用时间不当,不利于药物的药效发挥;

(6)违反用药禁忌;

(7)中药或中西药不合理配伍;

(8)滥用贵重药品。

26.【答案】D

【解析】本题考查中成药联用。

功能相似的中成药联用,增强二者疗效。

(1)附子理中丸配伍四神丸,治疗五更泻;
(2)归脾丸配伍人参养荣丸,治疗心悸眩晕;
(3)脑立清配伍六味地黄丸,治疗肝肾阴虚型高血压;
(4)保和丸配伍健胃消食片,治疗食积证。

27.【答案】B

【解析】本题考查中成药联用禁忌。

忌与扩张冠脉的中成药联用的有速效救心丸、山海丹、活心丹、心宝丸、益心丸、滋心阴液、补心气液。

28.【答案】C

【解析】本题考查中西药联用。

清肺汤、竹叶石膏汤、竹茹温胆汤、六味地黄丸与抗生素联用,增强作用。

29.【答案】E

【解析】本题考查中西药联用。

黄芪、人参、女贞子、刺五加、当归、山茱萸、灵芝、云芝、鸡血藤等,与西药化疗药联用,可减少副作用。

30.【答案】E

【解析】本题考查中西药联用。

含钙、镁、铁等金属离子的中药,如石膏、瓦楞子、牡蛎、龙骨、海螵蛸、石决明、赭石、明矾等,不能与四环素类抗生素联用。

31.【答案】E

【解析】本题考查气和血的关系。

大出血时,同时伴随少气乏力的表现,其原理是血能载气。

32.【答案】B

【解析】本题考查“气机”。

人体的气是一种活动力很强的精微物质,它不断地运动,流行于全身内外上下各个组织器官,无处不到。气的运动,称作“气机”。虽然不同的气有不同的运动形式,但“升降出入”则是气运动的基本形式。人体的各脏腑器官都在进行着升降出入的活动,如肺主呼吸,有出有入,有宣有降,肺主呼气(出),肾主纳气(入),心火下降,肾水升腾,以及脾主升清,胃主降浊等。

33.【答案】E

【解析】本题考查妊娠用药。

下列中成药中属妊娠禁用的是麻仁润肠丸。

34.【答案】A

【解析】本题考查中药不良反应。

为保障安全用药,减少药物不良反应发生的最基本安全措施之一是严格审查待上市新药。

35.【答案】A

【解析】本题考查虚证的临床表现。

由于虚证有阴虚、阳虚、气虚、血虚等多种证候的不同,所以临床表现亦极不一致,很难概括全面。常见的有面色苍白或萎黄,精神萎靡,身疲乏力,心悸气短,形寒肢冷或五心烦热,自汗盗汗,大便滑脱,小便失禁,舌上少苔无苔,脉虚无力等。

36.【答案】C

【解析】本题考查脾胃湿热证的临床表现。

常见面目皮肤发黄,鲜明如橘色,脘腹胀满,不思饮食,厌恶油腻,恶心呕吐,体倦身重,发热,口苦,尿少而黄。舌苔黄腻,脉濡数。

37.【答案】E

【解析】本题考查望色。

望色是指望面部的颜色与光泽。面部的色泽,是脏腑气血的外荣。望色也主要是察面部的气色。中国人的正常面色,微黄红润而有光泽,但由于体质的差异,所处地理环境的不一,以及季节、气候、工作之不同,面色可以有略黑或稍白等差异。只要是明润光泽,都属于正常面色的范围。

38.【答案】E

【解析】本题考查疼痛的性质特点及临床意义。

(1)胀痛　指疼痛伴有胀满或胀闷。多为气滞所致,在很多部位中都可以出现,以胸、脘、腹部为最多。如胃脘胀痛,多为中焦寒凝气滞;胸胁胀痛,多为肝郁气滞等;头部胀痛,则多见于肝阳上亢或肝火上炎的病证。

(2)重痛　疼痛并伴有沉重的感觉称为重痛。多见于头部、四肢及腰部,多因湿邪困遏气血所致。湿性重浊而黏腻,湿滞于经脉,则令人有沉重的感觉。如病中见有头沉痛,四肢困重疼痛,腰重坠而痛者,均属湿证。

(3)刺痛　刺痛即疼痛如针刺。是瘀血疼痛的特点之一,以胸胁、少腹、小腹、胃脘部出现为多。

(4)绞痛　痛如绞割,是为绞痛。多因有形实邪闭阻气机而成,如心血瘀阻引起的真心痛、蛔虫上窜引起的脘腹痛、石淋引起的小腹痛等。

(5)灼痛　痛有灼热感而喜凉为灼痛。常见于两肋或脘部。多由于火邪窜络,或阴虚阳热亢盛所致。

(6)冷痛　痛有冷感而喜暖为冷痛。常见于头、腰、脘腹部的疼痛,多因寒邪阻络或为阳气不足,脏腑、经络不得温养而成。

(7)隐痛　疼痛并不剧烈,可以忍耐,却绵绵不休,持续时间较长,一般多是气血不足,阴寒内生,气血运行滞涩而成。多见于头、脘、腹、腰部的虚性疼痛。

(8)掣痛　抽掣或牵引而痛,即为掣痛。多由筋脉失养或阻滞不通所致,因肝主筋,故掣痛多与肝病有关。

39.【答案】A

【解析】本题考查斗谱编排原则。

(1)配伍的放一个斗

例如:麻黄、桂枝;酸枣仁、远志;射干、北豆根;党参、黄芪;桃仁、红花;杜仲、续断;陈皮、青皮;泽泻、猪苓;山药、薏苡仁;板蓝根、大青叶;辛夷、苍耳子;火麻仁、郁李仁。

(2)炮制品放一个斗

例如:生栀子、炒栀子;生大黄、制大黄;生黄芪、炙黄芪。

(3)药性相类似的放一个斗

例如:金银花、连翘;知母、黄柏;龟甲、鳖甲;桔梗、前胡;防风、荆芥。

(4)“药对”放一个斗

例如:羌活、独活;苍术、白术;麦冬、天冬;川乌、草乌;知母、浙(川)贝母;蒲公英、紫花地丁;萹蓄、瞿麦;三棱、莪术;乳香、没药;小茴香、橘核。

(5)常用药放中上层

例如:黄芪、党参与甘草;当归、白芍与川芎;麦冬、天冬与北沙参;肉苁蓉、巴戟天与补骨脂;金银花、连翘与板蓝根;防风、荆芥与白芷;柴胡、葛根与升麻;砂仁、豆蔻与木香;黄芩、黄连与黄柏;厚朴、香附与延胡索;焦麦芽、焦山楂与焦神曲;酸枣仁、远志与柏子仁;苦杏仁、桔梗与桑白皮;天麻、钩藤与蒺藜;陈皮、枳壳与枳实;附子、干姜与肉桂;山药、泽泻与牡丹皮等。

(6)质轻量少的放高层

例如:月季花、白梅花与佛手花;玫瑰花、代代花与厚朴花;地骨皮、千年健与五加皮;络石藤、青风藤与海风藤;密蒙花、谷精草与木贼等。

(7)质重的和易污染的放下层

例如:磁石、赭石与紫石英;龙骨、龙齿与牡蛎;石决明、珍珠母与瓦楞子;石膏、寒水石与海蛤壳;藕节炭、茅根炭与地榆炭;大黄炭、黄芩炭与黄柏炭;艾炭、棕榈炭与蒲黄炭等。

(8)质松量大的放大斗

例如芦根与茅根;茵陈与金钱草;白花蛇舌草与半枝莲;灯心草与通草;竹茹与丝瓜络;薄荷与桑叶;荷叶与荷梗。

40.【答案】C

【解析】本题考查毒蛋白类中药。

例如:苍耳子、蓖麻子、望江南子、相思豆等,可导致肝脏坏死,淋巴充血

二、配伍选择题(共50题,每题1分。备选答案在前,试题在后。每组题均对应同一组备选答案,每题只有一个正确答案。每个备选答案可重复选用,也可不选用。)

[41-43]

【答案】41. D、42. C、43. A

【解析】本组题考查中医学的基本特点。

同种疾病,若其表现的证不同,则治法应采用同病异治。不同的疾病,由于出现了相同的病机,其治法应采用异病同治。根据辨证结果,确定相应的治疗原则和方法,称为辨证论治。

[44-45]

【答案】44. C、45. D

【解析】本组题考查督脉、任脉、冲脉、带脉的基本功能。

(1)督脉

①总督一身阳经之经气,故称其为“阳脉之海”。

②与脑、髓和肾的功能活动有着密切的联系。

(2)任脉

①对阴经气血起着调节作用。故又称之为“阴脉之海”。

②任主胞胎,为生养之本。

(3)冲脉

①调节十二经气血,为总领诸经气血之要冲。故又称其为“十二经脉之海”。

②冲为“血海”。

(4)带脉

①调节脉气,使之通畅。

②主司妇女带下。

[46 - 48]

【答案】46. C、47. D、48. E

【解析】本组题考查血清总胆红素的正常参考值。

总胆红素(STB):3.4 ~ 17.1 μmol/L;

结合胆红素:0 ~ 6.8 μmol/L;

非结合胆红素:1.7 ~ 10.2 μmol/L。

[49 - 51]

【答案】49. B、50. A、51. D

【解析】本组题考查虚实辨证。

大实有羸状,其病机属于真实假虚。至虚有盛候,其病机属于真虚假实。实热伤津,气阴两伤,其病机属于实中夹虚。

[52 - 53]

【答案】52. D、53. B

【解析】本组题考查辨证论治。

半表半里证常见的症状是寒热往来。虚寒证多见的症状是但寒不热。

[54 - 55]

【答案】54. A、55. E

【解析】本组题考查问汗。

(1)表证辨汗,表证是病位在肌表,了解表证有汗与无汗,往往可以分辨感受外邪的性质和正气的盛衰。表证无汗,多属外感寒邪,如伤寒表实证之类,寒主收敛,使腠理致密,汗孔闭塞所致。表证有汗,多属外感风邪,如太阳中风证之类;又如外感风热,以及卫阳虚弱,复感外邪的表证,都可以见到出汗,因风性开泄,热性升散,均可使腠理疏松而汗出。

(2)自汗,经常汗出不止,活动后加重的是自汗,多因气虚卫阳不固所致,故常伴有神疲、乏力、气短、畏寒等阳气虚损的症状。

(3)盗汗,入睡则汗出,醒后则汗止,谓之盗汗,多因阴虚而致。阴虚则阳亢,阳热亢盛,蒸发阴津而为汗,故常伴有五心烦热、失眠、颧红、口咽干燥等症。

(4)绝汗,汗出量多,津液大泄,又称为“大汗”和“脱汗”,其病变有寒热虚实之不同。汗出蒸蒸,并见高热不已、烦渴饮冷、脉洪大等症,是为阳热内盛迫汗外泄的实热证。

(5)战汗,先见全身战栗,几经挣扎,而继之汗出的为战汗,是邪正相争,病变发展的转折点。如汗出热退,脉静身凉,是邪去正安的好转现象;若汗出而烦躁不安,脉来疾急,为邪胜正衰的危候。

[56 - 57]

【答案】56. E、57. B

【解析】本组题考查辨证论治。

风寒犯肺常见的症状是咳嗽咯痰,发热恶寒。肺阴虚证常见的症状是干咳少痰,颧红潮热。

[58 -59]

【答案】58. E、59. C

【解析】本组题考查妊娠用药禁忌。

(1)妊娠禁用药:剧毒或性能峻猛的中药,凡禁用的中药绝对不能使用。

禁用药:丁公藤、三棱、干漆、土鳖虫、大皂角、千金子、千金子霜、川乌、马钱子、马钱子粉、马兜铃、天山雪莲、天仙子、天仙藤、巴豆、巴豆霜、水蛭、甘遂、朱砂、全蝎、红大戟、红粉、芫花、两头尖、阿魏、附子、京大戟、闹羊花、草乌、制草乌、牵牛子、轻粉、洋金花、莪术、猪牙皂、商陆、斑蝥、雄黄、黑种草子(维药)、蜈蚣、罂粟壳、麝香。

(2)妊娠慎用药:活血祛瘀、破气行滞、攻下通便、辛热及滑利类的中药,慎用药应根据情况酌情使用。

慎用药:人工牛黄、三七、大黄、川牛膝、制川乌、小驳骨、飞扬草、王不留行、天花粉、天南星、制天南星、天然冰片(右旋龙脑)、木鳖子、牛黄、牛膝、片姜黄、艾片(左旋龙脑)、白附子、玄明粉、芒硝、西红花、肉桂、华山参、冰片(合成龙脑)、红花、芦荟、苏木、牡丹皮、体外培育牛黄、皂矾、苦楝皮、郁李仁、虎杖、金铁锁、乳香、卷柏、草乌叶、枳壳、枳实、禹州漏芦、禹余粮、急性子、穿山甲、桂枝、桃仁、凌霄花、益母草、通草、黄蜀葵花、常山、硫黄、番泻叶、蒲黄、漏芦、赭石、瞿麦、蟾酥。

[60 -61]

【答案】60. C、61. E

【解析】本组题考查痰证。

(1)痰滞在肺,则喘咳咯痰;

(2)痰阻于心,心主血脉不利,则胸闷心悸;

(3)痰迷心窍,则神昏、痴呆;

(4)痰火扰心,则癫狂;

(5)痰停于胃,胃失和降,则恶心呕吐、胃脘痞满;

(6)痰留经络筋骨,则瘰疬痰核、肢体麻木,半身不遂,阴疽流注;

(7)痰浊上犯于头,则眩晕、昏厥;

(8)痰与气凝结咽喉,则出现咽中梗阻,吞之不下,吐之不出的梅核气。

[62 -63]

【答案】62. A、63. D

【解析】本题考查痛经。

痛经阳虚内寒证:助阳暖宫,温经止痛—温经汤,艾附暖宫丸等。

痛经气滞血瘀证:理气活血,化瘀止痛—膈下逐瘀汤,元胡止痛片等。

[64 -65]

【答案】64. D、65. C

【解析】本题考查处方调剂应付。

盐炙益智仁可缓解辛燥之性,增强补肾固精的作用。醋炙延胡索增强行气止痛的作用。

[66 -67]

【答案】66. D、67. E

【解析】本题考查十八反。

与海藻相反的中药是甘草。与半夏相反的中药是乌头。

[68－70]

【答案】68. D、69. A、70. C

【解析】本题考查特殊煎法。

矿物、动物骨甲类饮片因有效成分不易煎出，故先煎；气味芳香类和久煎成分易被破坏的饮片应后下；花粉等微小饮片、含黏液和绒毛的饮片易包煎。

[71－73]

【答案】71. A、72. C、73. D

【解析】本题考查有毒中药的分类。

“小毒”中药是吴茱萸、蛇床子。“有毒”中药是山豆根、制川乌。“大毒”中药是马钱子、天仙子。

[74－75]

【答案】74. A、75. B

【解析】本题考查动物类中药用量。

水蛭的内服用量应是1～3 g；全蝎的内服用量应是3～6 g。

[76－77]

【答案】76. C、77. A

【解析】本题考查《中国药典》“凡例”【贮藏】项下的规定。

冷处所指的环境条件是2 ℃～10 ℃。阴凉处所指的环境条件是不超过20 ℃。

[78－79]

【答案】78. B、79. A

【解析】本题考查对抗贮存法。

对抗贮存法是采用两种或两种以上药物同贮，相互克制起到防止虫蛀、霉变的养护方法。

[80－81]

【答案】80. B、81. E

【解析】本题考查含有毒性中药的中成药。

含乌头类的药物有追风丸、追风透骨丸、大活络丸、小活络丸、三七伤药片、附子理中丸、金匮肾气丸、木瓜丸、小金丸、风湿骨痛胶囊、祛风止痛片、祛风舒筋丸、正天丸、右归丸等。

含马钱子的药物有九分散、山药丸、舒筋丸、疏风定痛丸、伤科七味片等。

[82－83]

【答案】82. A、83. B

【解析】本组题考查中西药联用的特点。

(1)协同增效

①黄连(黄柏)与四环素、呋喃唑酮(痢特灵)、磺胺甲基异噁唑等联用，治疗痢疾、细菌性腹泻产生协同作用。

②金银花与青霉素联用，增强对金黄色葡萄球菌的治疗作用。

③丙谷胺与甘草、白芍、冰片等联用，治疗消化性溃疡产生协同作用，临床现已制成复方丙谷

胺(胃丙胺)。

④甘草与氢化可的松联用,使抗炎、抗变态反应产生协同作用。

⑤丹参注射液(黄芪注射液、川芎嗪注射液)与低分子右旋糖酐、能量合剂等联用,可提高心肌梗死的抢救成功率。

⑥丹参注射液与间羟胺(阿拉明)、多巴胺等升压药联用,不但能加强升压作用,还能减少对升压药的依赖性。

(2)降低毒副反应

①肿瘤患者接受化疗后常出现燥热伤津的阴虚内热或气阴两虚,治以滋阴润燥清热或益气养阴中药而取效。

②用甘草与呋喃唑酮合用治疗肾盂肾炎,既可防止其胃肠道反应,又可保留呋喃唑酮的杀菌作用。

③氯氮平治疗精神分裂症时,出现流涎等不良反应,联用石麦汤可缓解此症状。

(3)降低用药剂量

①珍菊降压片(珍珠粉、野菊花、槐米、盐酸可乐定、氢氯噻嗪)具有降压作用,联合盐酸可乐定治疗高血压,可减少盐酸可乐定的剂量。

②地西泮联用苓桂术甘汤,使地西泮减量,且消除嗜睡等不良反应。

[84-85]

【答案】84. B、85. D

【解析】本组题考查中西药联用引起的不良反应。

云南白药酊与扑热息痛同用,能引发肝脏损害。红灵散与庆大霉素同用,能引发永久性耳聋。

[86-88]

【答案】86. D、87. B、88. C

【解析】本组题考查合理用药。

合理用药的概念是相对的。合理用药做出的选择是最佳的。合理用药的各条基本原则是缺一不可的。

[89-90]

【答案】89. A、90. C

【解析】本组题考查中毒反应的解救。

解救蟾酥中毒,可以注射的药物是阿托品。解救雄黄类药物中毒,可以注射的药物是二巯基丙醇。

三、综合分析选择题(共20题,每题1分。题干分为若干组,每组题目基于同一个临床情景、病例、实例或者案例的背景信息逐题展开。每题的备选项中,只有一个最佳答案。)

[91-94]

【答案】91. A、92. C、93. E、94. D

【解析】本组题考查体虚感冒的辨证论治。

[症状] 发热,恶寒较甚,无汗,头痛鼻塞,身楚倦怠,咳嗽,咳痰无力。舌淡,苔白,脉浮无力。

[治法] 益气解表,宣肺化痰。

［方剂应用］参苏饮。

［中成药选用］参苏丸、玉屏风颗粒。

［95－96］

【答案】95. B、96. D

【解析】本组题考查胸痹。

该患者属于痰瘀痹阻型。治法为豁痰化瘀。方剂应用为瓜蒌薤白半夏汤合丹参饮。中成药选用丹蒌片。

［97－100］

【答案】97. C、98. A、99. E、100. D

【解析】本组题考查乳癖，该患者属于肝郁痰凝型。

［症状］多见于青壮年妇女，单侧或双侧乳房出现肿块，或月经前增大，乳房胀痛或溢乳，乳房肿块随喜怒消长，伴有胸闷胁胀，善郁易怒，失眠多梦，心烦口苦。舌苔薄黄，脉弦滑。

［治法］疏肝理气，化痰消坚。

［方剂应用］逍遥蒌贝散。

［中成药选用］乳块消片，乳癖消片（胶囊、颗粒），丹栀逍遥丸。

［101－104］

【答案】101. B、102. D、103. C、104. E

【解析】本组题考查喘证，该患者属于风寒闭肺型。

［症状］喘咳气逆，呼吸急促，胸部胀闷，痰多色白稀薄而带泡沫，兼头痛鼻塞，无汗，恶寒、发热。舌苔薄白而滑，脉浮紧。

［治法］宣肺散寒。

［方剂应用］麻黄汤。

［中成药选用］通宣理肺丸、小青龙合剂、桂龙咳喘宁胶囊。

［105－107］

【答案】105. C、106. E、107. B

【解析】本组题考查肝经郁热导致的月经前期。

［症状］经期提前，量多或少，经色紫红，质稠有块，经前乳房、胸胁、少腹胀痛，烦躁易怒，口苦咽干，喜叹息。舌红，苔黄，脉弦数。

［治法］疏肝解郁，清热调经。

［方剂应用］丹栀逍遥散。

［中成药选用］加味逍遥丸（口服液）、妇科得生丸。

［108－110］

【答案】108. D、109. C、110. A

【解析】本组题考查心脾积热导致的口疮。

［症状］口腔黏膜溃疡，灼痛明显，常因过食煎炒辛辣或寐少而发，伴口渴心烦，失眠溲短黄，大便秘结；检查见黏膜表面有黄白色假膜，周边红肿。舌红，苔黄或腻，脉数有力。

［治法］清心泻脾，消肿止痛。

［方剂应用］凉膈散。

［中成药选用］内服清胃黄连片，利咽解毒颗粒，清咽丸；外用口腔溃疡散，珠黄散，锡类散，西瓜霜粉剂。

四、多项选择题（共 10 题，每题 1 分。每题的备选项中有 2 个或 2 个以上正确答案。少选、错选、多选均不得分。）

111.【答案】ABCE

【解析】本题考查瘀血形成的主要原因。

外伤、气虚、气滞、血热均可引起瘀血，但气逆一般引起呕吐和咳喘。

112.【答案】ABCDE

【解析】本题考查引起津液不足的原因。

发热、多汗、吐泻、失血、多尿均可引起津液不足。

113.【答案】ACDE

【解析】本题考查肺的宣发。

肺主宣发，即是指肺气具有向上、向外、升宣、发散的生理功能。这种功能主要体现在以下三个方面：一是通过肺的宣发，排出体内的浊气。二是将脾所转输的津液和水谷精微布散周身，外达于皮毛。三是宣发卫气，调节腠理之开合，将代谢后的津液化为汗液，排出体外。肺主肃降，指肺具有排出肺内各种异物，使呼吸道通畅，呼吸平稳，从而保持肺脏清虚之性的功能。而清气主要依靠肺的肃降，下纳于肾。

114.【答案】ACD

【解析】本题考查气的物质来源。

主要包括先天之精气、自然界之清气、水谷之精气。

115.【答案】ABCDE

【解析】本题考查阴暑。

临床表现有发热恶寒，无汗，身重疼痛，神疲倦怠。舌质淡，苔薄黄，脉弦细。

116.【答案】ABCE

【解析】本题考查罂粟壳。

每张处方不得超过 3 日用量。

117.【答案】ACE

【解析】本题考查粪隐血。

一般情况下，粪便中无可见红细胞，粪隐血可见于：

(1)消化道溃疡：如胃溃疡、十二指肠溃疡患者。

(2)消化道肿瘤：如胃癌、结肠癌。

(3)其他疾病：如肠结核、溃疡性结肠炎、急性白血病、伤寒、回归热、钩虫病等。

118.【答案】ABCDE

【解析】本题考查脾虚下陷的主要症状。

主要症状有子宫脱垂，脱肛，胃下垂，慢性腹泻，食纳减少，食后作胀，少腹下坠，体倦少气，气短懒言，面色萎黄，舌淡苔白，脉虚。

119.【答案】ABCD

【解析】本题考查特殊人群。

特殊人群是指婴幼儿、老年人、妊娠期及哺乳期患者、肝功不全者、肾功不全者。

120.【答案】ABCD

【解析】本题考查特殊人群的中药应用。

执业药师需要特殊指导的人群有孕妇、儿童、老年人、哺乳期妇女。

中药学综合知识与技能试卷(4)答案与解析

一、最佳选择题(共40题,每题1分。每题的备选项中,只有1个最符合题意。)

1.【答案】C

【解析】本题考查阴阳学说。

(1)阴阳对立:阴阳学说认为,自然界一切事物或现象都存在着相互对立、相反相成的阴阳两个方面。

(2)阴阳制约:阴阳学说认为,自然界阴阳之气相互制约,相互消长。

(3)阴阳互根:阴和阳任何一方都不能脱离另一方而单独存在。

(4)阴阳互用:阴阳在相互依存的基础上,还体现为相互资生、相互促进的过程。

(5)消长平衡:分为此消彼长和此长彼消。消,意为减少、消耗。长,意为增多、增长。阴阳学说认为,事物不是静止不变的,而是始终处于不断的运动变化之中,在“阴消阳长”、“阳消阴长”中维持着相对的平衡。

(6)相互转化:阴阳学说认为,阴阳对立的双方,在一定的条件下,可以各自向其相反的方向转化,即阴可以转化为阳,阳也可以转化为阴。阴阳转化表现了事物“物极必反”的特点。

2.【答案】B

【解析】本题考查相生的概念和次序。

(1)相生:指一事物对另一事物具有促进、助长和资生的作用。

(2)次序:木生火,火生土,土生金,金生水,水生木。

相生关系可形象地比喻为母子关系:“生我”者为“母”;“我生”者为“子”。

例如:以火为例,木生火,火生土。故木为火之“母”,土为火之“子”。

3.【答案】C

【解析】本题考查脾的生理功能。

脾主运化、主升清和统摄血液。故称脾胃为“气血生化之源,后天之本”。其中,脾主运化的含义为:

(1)运化水谷精微,指脾具有消化吸收食物,并转输其精微物质的作用。

(2)运化水液,指脾具有吸收、转输和布散水液的作用。

4.【答案】B

【解析】本题考查藏象理论。

肝气具有疏通、条达、升发、畅泄等作用。肝称为“刚脏”,具有主升、主动的生理特点,是调畅全身气机,推动血液和津液运行的重要环节。

5.【答案】A

【解析】本题考查肾气不固。

临床表现常见滑精早泄,尿后余沥,小便频数而清,甚则不禁,腰脊酸软,妇人带下清稀而多,面色淡白,听力减退,舌淡苔白,脉细弱。一般以肾虚不能固摄表现的症状为辨证要点。

6.【答案】B

【解析】本题考查小肠的生理功能。

泌,即分泌;别,即分别。小肠的泌别清浊功能,主要体现于三个方面:一是将经过小肠消化后的饮食物,分别为水谷精微和食物残渣两个部分;二是将水谷精微吸收,并将食物残渣向大肠输送;三是小肠在吸收水谷精微的同时,也吸收了大量的水液,使无用的水液渗入于膀胱。故又称“小肠主液”。

7.【答案】A

【解析】本题考查藏象理论。

(1)心与脾的关系,心主血,脾统血,脾又为气血生化之源。故心与脾的关系主要表现在血液的生成和运行两个方面。

(2)肺与肝的关系,主要表现于气机的调节方面。

肺主降而肝主升,二者相互协调,对于全身气机的调畅是一个重要的环节。若肝升太过,或肺降不及,则气火上逆,或咳逆,或咯血,称为“肝火犯肺”。

(3)肝与脾的关系,主要表现在饮食物的消化和血液的生成、贮藏及运行方面。

(4)肝与肾的关系,主要表现在肝肾的精血、阴阳相互为用,相互制约,协调平衡等方面。

肝藏血,肾藏精。精和血相互滋生和转化,故谓“精血同源”或“肝肾同源”。

(5)脾与肾的关系主要表现在先天后天的相互滋养方面。

脾为后天之本,肾为先天之本。先天促后天,后天养先天,相互滋助和促进。

8.【答案】C

【解析】本题考查时行感冒的治法。

时行感冒(流行性感冒)主症为突然高热恶寒、头痛、全身酸痛、咽喉肿痛等。

9.【答案】D

【解析】本题考查中西医合参。

喘证类似于西医学的肺炎、支气管炎、肺气肿、肺源性心脏病、心源性哮喘以及癔病等发生呼吸困难时。

10.【答案】E

【解析】本题考查气滞血瘀型胸痹。

临床表现为胸痛胸闷,胸肋胀满,唇舌紫暗,脉涩。其中,胸肋胀满表示气滞。

11.【答案】D

【解析】本题考查预防与康复。

“治未病”是指未病先防和既病防变。

12.【答案】A

【解析】本题考查中医诊断学的基本原则。

(1)中医诊断学的主要内容

包括四诊、八纲、辨证、疾病诊断、症状鉴别和病案撰写等。

(2)中医诊断学的基本原则

①审内察外,整体统一;

②四诊合参;

③辨证求因,审因论治。

13.【答案】C

【解析】本题考查得神的表现。

得神:神以精气为基础,故精气充盛则神旺,而精气表现于两目比较突出。在疾病过程中,如患者两眼灵活,明亮有神,鉴识精明,神志清楚,反应灵敏,语言清晰,称为“有神”或“得神”。

14.【答案】C

【解析】本题考查望鼻。

(1)若鼻头或周围充血或生红色丘疹,为酒糟鼻,多属肺胃有热;

(2)若鼻柱溃烂塌陷,常见于麻风病或梅毒;

(3)若鼻翼扇动,多见于肺热,或肺肾精气衰竭而出现的喘息。

15.【答案】D

【解析】本题考查望头形。

(1)若囟门下陷,多属虚证;

(2)若囟门高突,多属热证;

(3)若囟门迟闭,头项软弱不能竖立者,多为肾气不足,发育不良。

16.【答案】A

【解析】本题考查中成药主治。

风热蕴肺—祛风清热宣窍—鼻炎片、鼻炎康片、辛夷鼻炎丸。

17.【答案】D

【解析】本题考查藏药方剂的功效。

八味沉香散由沉香、肉豆蔻等 8 味药组成,主要功效为宁心安神。

洁白丸—健脾和胃,止痛止呕;

七十味珍珠丸—开窍醒神,镇惊熄风,活血通络;

志嘎汗散—小儿流感、脑炎;

仁青常觉—消炎解毒,健脾和胃,活血消肿,止痛。

18.【答案】A

【解析】本题考查蒙药理论。

蒙药有六种药味(甘、酸、咸、苦、辛、涩),这些味道是五元的元素(土、水、火、气、空)在药物形成过程中所造就程度和参与的量不同而形成的。火、气—辛;土、水—甘;火、土—酸;水、火—咸。

19.【答案】C

【解析】本题考查血小板计数正常值参考范围:$(100 \sim 300) \times 10^9/L$

20.【答案】B

【解析】本题考查中成药的内服用法。

活络丹、醒消丸、跌打丸、七厘散:黄酒送服。

藿香正气丸、附子理中丸:姜汤送服。

六味地黄丸、大补阴丸:淡盐水送服。

银翘解毒丸:鲜芦根煎汤送服。

川芎茶调散:清茶送服。

四神丸、更衣丸:米汤送服。

21.【答案】B

【解析】本题考查心气虚与心阳虚。

症状：

①共有表现：心悸，气短，自汗，活动或劳累后加重。

②心气虚的特点：面色晄白，体倦乏力，舌质淡，舌体胖嫩，苔白，脉虚。

②心阳虚的特点：形寒肢冷，心胸憋闷，面色苍白，舌淡或紫暗，脉细弱。

22.【答案】D

【解析】本题考查厥阴头痛的特点。

厥阴头痛为三阴头痛之一，厥阴脉会于巅顶，故又称巅顶头痛。

23.【答案】E

【解析】本题考查八性。

内容为重、腻、凉、钝、轻、糙、热、锐。八性源于五元，其中土元偏盛药物性能则重、腻；水元偏盛药物性能则凉、钝；火元偏盛药物性能则热、锐；风元偏盛药物性能则轻、糙。重、腻两性对治特性为轻、糙的隆病；凉、钝两性对治特性为热、锐的赤巴病；轻、糙、热、锐四性对治特性为重、柔、寒、钝的培根病。

24.【答案】B

【解析】本题考查血糖低于正常值的临床意义。

(1)胰岛素分泌过多：如胰岛素 β 细胞瘤。

(2)导致血糖升高的激素分泌减退：如肾上腺素皮质功能减退、甲状腺功能减退等。

(3)其他：如长期营养不良、肝癌、重症肝炎、妊娠、饥饿、剧烈运动等。

(4)用药：应用过量磺酰脲类促胰岛素分泌药(如格列苯脲)、单胺氧化酶抑制剂、血管紧张素转换酶抑制剂、β 受体阻断剂等药物。

25.【答案】C

【解析】本题考查执业药师的作用。

若患者用药后发生严重不良反应，执业药师应首选的应对措施是处置不良反应。

26.【答案】E

【解析】本题考查处方用名。

七叶一枝花的正名是重楼。

27.【答案】A

【解析】本题考查处方应付。

处方书写补骨脂，应付盐炙品。

28.【答案】C

【解析】本题考查“药引”。

黄酒因其味辛性温，具有温通经络、活血散瘀的作用，故常被作为“药引”，如活络丹、醒消丸、跌打丸、七厘散等可用黄酒送服，一般用量为 15～20 g。生姜具有散寒、温胃止呕的作用，可用生姜切片煎汤作为“药引”，如藿香正气丸、附子理中丸等可用姜汤送服，以增强疗效。食盐味咸，能引药入肾，如六味地黄丸、大补阴丸等可用淡盐水送服，取其引药入肾，增强滋阴补肾的作用。治疗风热感冒的银翘解毒丸用鲜芦根煎汤送服，取其清热透表生津的协同作用。川芎茶调散用清茶送服，取其清热之效。四神丸、更衣丸用米汤送服，取其保护胃气等。

29.【答案】E

【解析】本题考查斗谱。

形状类似而功效各异的药物，不能装于一个药斗中。如山药与天花粉；炙甘草与炙黄芪；当归与独活；制南星与象贝（浙贝）；菟丝子与苏子；熟地黄与黄精；知母与玉竹；蛇床子与地肤子；玫瑰花与月季花；血余炭与干漆炭；韭菜子与葱子等。

30.【答案】A

【解析】本题考查中成药的贮藏与养护。

蜜丸含有大量糖分，易虫蛀。

31.【答案】D

【解析】本题考查易泛油的中药饮片。

因易泛油而需置阴凉干燥处贮存的饮片是当归。

32.【答案】B

【解析】本题考查合理用药的基本原则。

合理用药的基本原则中首要考虑的是安全。

33.【答案】B

【解析】本题考查饮片的贮藏。

含淀粉、蛋白质、糖类成分的饮片易发霉生虫。

34.【答案】D

【解析】本题考查中药的毒性。

青木香为马兜铃的根，含有马兜铃酸，故肾功能不全者应慎用。

35.【答案】E

【解析】本题考查延长药物在胃内滞留时间的中药。

一些含生物碱的中药如麻黄、颠茄、洋金花、曼陀罗、莨菪等，可抑制胃蠕动及排空，延长红霉素、洋地黄类强心苷药物在胃内的滞留时间，引起洋地黄类药物中毒。

36.【答案】B

【解析】本题考查中成药的组成和禁忌。

含有马来酸氯苯那敏的是金羚感冒片。

37.【答案】C

【解析】本题考查中成药的组成。

含有雄黄的是牛黄解毒片。

38.【答案】B

【解析】本题考查具有肝脏毒性的中药。

黄药子是目前公认的有肝脏毒性的中药。

39.【答案】E

【解析】本题考查药物性肝损害的症状。

有纳差、乏力、恶心、厌油腻、皮肤及巩膜黄染等。血清总胆红素升高，病毒检验全阴性。

40.【答案】D

【解析】本题考查中药不良反应的分类。

中药不良反应包括后遗效应、特异质反应、继发反应、毒性作用、副作用、致癌作用等。光敏反应不属于中药不良反应。

二、配伍选择题(共50题,每题1分。备选答案在前,试题在后。每组题均对应同一组备选答案,每题只有一个正确答案。每个备选答案可重复选用,也可不选用。)

[41-42]

【答案】41. A、42. E

【解析】本题考查六淫的致病特点。

(1)风邪的性质及致病特点:风为阳邪,其性开泄,易袭阳位;善行而数变;为百病之长。

(2)寒邪的性质及致病特点:寒为阴邪,易伤阳气;寒性凝滞,主痛;寒性收引。

(3)暑邪的性质及致病特点:暑为阳邪,其性炎热;暑性升散,耗气伤津;暑多挟湿。

(4)湿邪的性质及致病特点:湿为阴邪,易阻遏气机,损伤阳气;湿性重浊;湿性黏滞;湿性趋下,易伤阴位。

(5)燥邪的性质及致病特点:燥性干涩,易伤津液;燥易伤肺。

(6)火热邪气的性质及致病特点:火热为阳邪,其性炎上;火易伤津耗气;火热易生风动血;火热易发疮痈肿毒。

[43-46]

【答案】43. A、44. B、45. C、46. D

【解析】本组题考查气的作用。

血液在脉内循行是依赖气的推动作用。维持人体恒定体温是依赖气的温煦作用。护卫肌表是依赖气的防御作用。防止血液溢出脉外是依赖气的固摄作用。

[47-48]

【答案】47. B、48. A

【解析】本组题考查别名。

气海为檀中;血海为冲脉;督脉为阳脉之海;任脉为阴脉之海;太仓为胃。

[49-51]

【答案】49. E、50. A、51. D

【解析】本组题考查六淫的特点。

风邪的致病特点是病位游移;寒邪的致病特点是疼痛剧烈;火邪的致病特点是迫血妄行。

[52-54]

【答案】52. A、53. C、54. E

【解析】本组题考查血证的分类。

血液不足,称为血虚;血行不畅,称为血瘀;血溢脉外,称为出血。

[55-56]

【答案】55. D、56. C

【解析】本组题考查痛证。

(1)绞痛,痛如绞割,是为绞痛。多因有形实邪闭阻气机而成,如心血瘀阻引起的真心痛、蛔虫上窜引起的脘腹痛、石淋引起的小腹痛等。

(2)灼痛,痛有灼热感而喜凉为灼痛。常见于两肋或脘部。多由于火邪窜络,或阴虚阳热亢盛所致。

(3)冷痛,痛有冷感而喜暖的为冷痛。常见于头、腰、脘腹部的疼痛,多因寒邪阻络或为阳气不足，脏腑、经络不得温养而成。

(4)隐痛，疼痛并不剧烈，可以忍耐，却绵绵不休，持续时间较长，一般多是气血不足，阴寒内生，气血运行滞涩而成。多见于头、脘、腹、腰部的虚性疼痛。

(5)掣痛，抽掣或牵引而痛，即为掣痛，多由筋脉失养或阻滞不通所致，因肝主筋，故掣痛多与肝病有关。

[57-58]

【答案】57. C、58. A

【解析】本组题考查食欲与食量。

食欲减退或不欲食，胃纳呆滞，多是脾胃功能失常的表现。若食少见于久病，兼有面色萎黄、形瘦、倦怠等症者，属脾胃虚弱；而食少伴有胸闷、腹胀、肢体困重、舌苔厚腻者，则多是脾湿不运。厌恶食物或恶闻食臭，即为厌食，又称“恶食”，多见于伤食。妇女怀孕亦可有厌食的反应，多因妊娠后冲脉之气上逆，胃失和降所致。厌油腻厚味，多见于肝胆脾胃湿热的病证。

食欲过于旺盛，食后不久即感饥饿者，为消谷善饥，往往身体反见消瘦，这是胃火炽盛，腐熟太过所致；有饥饿感，但不想吃，或进食不多者，称为饥不欲食。多因胃阴不足，虚火上扰所致；易饥多食，但大便溏泻，消化不好，属胃强脾弱。

嗜食生米、泥土等异物，尤多见于小儿，往往是虫积的征象。妇女妊娠偏嗜某种食物，一般不属病态。

[59-62]

【答案】59. A、60. C、61. D、62. B

【解析】本组题考查心的辨证。

心气虚证常见心悸气短，体倦乏力。心血虚证常见心悸心烦，唇舌色淡。心阴虚证常见心悸心烦，潮热盗汗。心阳虚证常见心悸胸闷，形寒肢冷。

[63-65]

【答案】63. A、64. C、65. D

【解析】本组题考查五脏辨证。

咳嗽无力，短气自汗，多见于肺气虚；倦怠乏力，大便溏薄，多见于脾气虚；神疲乏力，腰膝酸软，多见于肾气虚。

[66-69]

【答案】66. D、67. B、68. C、69. C

【解析】本组题考查中西药联用的特点。

(1)协同增效

①黄连(黄柏)与四环素、呋喃唑酮(痢特灵)、磺胺甲基异噁唑等联用，治疗痢疾、细菌性腹泻产生协同作用。

②金银花与青霉素联用，增强对金黄色葡萄球菌的治疗作用。

③丙谷胺与甘草、白芍、冰片等联用，治疗消化性溃疡产生协同作用，临床现已制成复方丙谷胺(胃丙胺)。

④甘草与氢化可的松联用，使抗炎、抗变态反应产生协同作用。

⑤丹参注射液(黄芪注射液、川芎嗪注射液)与低分子右旋糖酐、能量合剂等联用，可提高心肌梗死的抢救成功率。

⑥丹参注射液与间羟胺(阿拉明)、多巴胺等升压药联用,不但能加强升压作用,还能减少对升压药的依赖性。

(2)降低毒副反应

①肿瘤患者接受化疗后常出现燥热伤津的阴虚内热或气阴两虚,治以滋阴润燥清热或益气养阴中药而取效。

②用甘草与呋喃唑酮合用治疗肾盂肾炎,既可防止其胃肠道反应,又可保留呋喃唑酮的杀菌作用。

③氯氮平治疗精神分裂症时,出现流涎等不良反应,联用石麦汤可缓解此症状。

(3)降低用药剂量

①珍菊降压片(珍珠粉、野菊花、槐米、盐酸可乐定、氢氯噻嗪)具有降压作用,联合盐酸可乐定治疗高血压,可减少盐酸可乐定的剂量。

②地西泮联用苓桂术甘汤,使地西泮减量,且消除嗜睡等不良反应。

[70-73]

【答案】70. D、71. D、72. D、73. E

【解析】本组题考查中西药联用的相互作用。

(1)增加排泄

①碱性中药如煅牡蛎、煅龙骨、红灵散、女金丹、痧气散、乌贝散、陈香露白露片等,与尿液酸化药物诺氟沙星、呋喃妥因、吲哚美辛、头孢类抗生素等联用时,酸性解离增多,排泄加快,使作用时间和作用强度降低。

②红霉素在碱性环境下抗菌作用强,当与含山楂制剂合用时,可使血液中 pH 值降低,导致红霉素分解,失去抗菌作用。

③冰硼散可使尿液碱化,增加青霉素、磺胺类酸性药物的排泄速度,降低药物有效浓度,抗菌作用明显降低。

④含有机酸成分的中药如乌梅、山茱萸、陈皮、木瓜、川芎、青皮、山楂、女贞子等,与碱性药物如氢氧化铝、氢氧化钙、碳酸钙、枸橼酸镁、碳酸氢钠、氨茶碱、氨基糖苷类抗生素等合用时,会发生酸碱中和而降低或失去药效。

(2)减少排泄

含有机酸成分的中药,如乌梅、山茱萸、陈皮、木瓜、川芎、青皮、山楂、女贞子等与磺胺类、大环内酯类药物、利福平、阿司匹林等酸性药物合用时,使尿液酸化,药物溶解性降低,排泄减少,肾毒性增加。

[74-76]

【答案】74. B、75. D、76. C

【解析】本题考查处方正名。

千张纸的处方正名是木蝴蝶。草河车的处方正名是重楼。坤草的处方正名是益母草。

[77-78]

【答案】77. C、78. D

【解析】本题考查服药时间。

一般药物宜于饭后服,滋补药宜饭前服,驱虫和泻下药宜空腹服,安眠药宜睡前服,抗疟药宜在发作前 1~2 h 服用,健胃药和对胃肠刺激性较大的药物宜饭后服。

[79 - 80]

【答案】79. A、80. B

【解析】本题考查中药养护。

易生虫的饮片是山药。易变色的饮片是麻黄。

[81 - 83]

【答案】81. D、82. E、83. C

【解析】本题考查中西药合理用药。

真武汤与氢氯噻嗪合用,能协同增效。贞芪扶正胶囊与环磷酰胺合用,能改善体质。苓桂术甘汤与地西泮合用,能减少用量。

[84 - 87]

【答案】84. E、85. B、86. C、87. D

【解析】本组题考查胃痛。

(1)胃寒

症状:胃痛暴作,喜温恶寒,得温痛减,口和不渴或吐清水。苔薄白,脉弦紧。

治法:温中散寒,和胃止痛。

(2)食滞胃痛

症状:胃痛,脘腹胀满,嗳腐恶食,或吐不消化食物,吐食或矢气后痛减,或大便不爽。苔厚腻,脉滑。

治法:导滞和胃。

(3)肝气犯胃

症状:上腹部胀痛,痛连胁肋,嗳气后胃部胀痛可减轻,生气时胃痛加重,食欲不振,或见嘈杂吞酸。舌红,苔薄白或微黄,脉多弦或弦数。

治法:舒肝理气,和胃止痛。

(4)肝胃郁热

症状:胃脘灼痛,痛势急迫,烦躁易怒,泛酸嘈杂,口干口苦。舌红苔黄,脉弦或数。

治法:疏肝泄热,和胃止痛。

(5)脾胃虚寒

症状:胃痛隐隐,大便溏薄,喜温喜按,空腹痛甚,得食痛减,泛吐清水,纳呆,神疲乏力,甚则手足不温。舌淡苔白,脉虚弱或迟缓。

治法:温中健脾。

[88 - 90]

【答案】88. B、89. C、90. D

【解析】本题考查毒性中药的中毒反应。

马钱子中毒:能兴奋神经中枢、呼吸中枢和血管运动中枢。

雄黄中毒:消化系统症状、各种出血症状、肝肾功能损害等。

蟾酥中毒:循环系统症状。

三、综合分析选择题(共20题,每题1分。题干分为若干组,每组题目基于同一个临床情景、病例、实例或者案例的背景信息逐题展开。每题的备选项中,只有一个最佳答案。)

[91 - 94]

【答案】91. D、92. E、93. B、94. C

【解析】本组题考查肺肾阴虚型咳嗽的辨证论治。

[症状] 干咳少痰，或痰中带血，午后咳甚，或伴五心烦热，颧红，耳鸣。舌红少苔，脉细数。

[治法] 滋阴润肺，止咳化痰。

[方剂应用] 百合固金汤。

[中成药选用] 养阴清肺丸、参贝北瓜膏。

[95－98]

【答案】95. C、96. D、97. C、98. A

【解析】本组题考查由于痰浊上蒙导致的眩晕。

[症状] 眩晕而见头重如裹，胸闷恶心，食少多寐。苔白腻，脉濡滑。

[治法] 涤痰宣窍。

[方剂应用] 涤痰汤。

[中成药选用] 二陈丸，眩晕宁片(兼肝肾不足)。

[99－102]

【答案】99. E、100. A、101. B、102. C

【解析】本组题考查由于阴阳两虚导致的虚劳。

[症状]不耐寒热，头晕，神疲乏力，口渴，自汗盗汗，舌质淡，舌面少津，苔白，脉沉细或沉细数。

[治法]阴阳双补。

[方剂应用]桂附地黄丸。

[中成药选用]桂附地黄丸、薯蓣丸。

[103－106]

【答案】103. A、104. D、105. C、106. A

【解析】本组题考查由于痰湿瘀滞导致的痤疮。

[症状]皮疹颜色暗红，以结节、脓肿、囊肿、瘢痕为主，或见窦道，经久难愈；伴纳呆腹胀。舌质暗红或有瘀斑，苔黄腻，脉弦滑。

[治法]除湿化痰，活血散结。

[方剂应用]二陈汤合桃红四物汤。

[中成药选用]大黄䗪虫丸，连翘败毒丸，散结灵胶囊。

[107－110]

【答案】107. D、108. B、109. D、110. D

【解析】本组题考查由于脾不统血导致的崩漏。

[症状]经血非时而下，量多如崩，或淋漓不断，色淡质稀，神疲体倦，气短懒言，不思饮食，四肢不温，或面浮肢肿，面黄，舌淡胖，苔薄白，脉缓弱。

[治法]健脾益气，固冲止血

[方剂应用]固冲汤。

[中成药选用]人参归脾丸、益妇止血丸、女金丸。

四、多项选择题(共 10 题，每题 1 分。每题的备选项中有 2 个或 2 个以上正确答案。少选、错选、多选均不得分。)

111.【答案】ABCDE

【解析】本题考查肝火上炎证的临床表现。

肝火上炎证临床常见头痛眩晕，耳聋耳鸣，面红目赤，口苦，尿黄，甚则咳血，吐血，衄血。舌红苔黄，脉弦数。

112.【答案】ABCD

【解析】本题考查胃寒证的临床表现。

胃寒的临床表现常见胃脘疼痛，轻则绵绵不已，重则拘急剧痛，阵阵发作，遇寒则重，得热则缓，呕吐清水，舌苔白滑，脉沉迟或沉弦。

113.【答案】ACE

【解析】本题考查反治法。

反治法指顺从疾病假象而治的一种治疗法则，又称从治。从，是指采用方药的性质顺从疾病的假象，与疾病的假象相一致而言，究其实质，还是在治病求本法则指导下，针对疾病本质而进行治疗的方法，故实质上仍是"治病求本"。主要有"热因热用"、"寒因寒用"、"塞因塞用"、"通因通用"等。

(1)热因热用：是以热治热，即用热性药物治疗具有假热症状的病证。适用于阴寒内盛，格阳于外，反见热象的真寒假热证。

(2)寒因寒用：是以寒治寒，即用寒性药物治疗具有假寒症状的病证。适用于里热盛极，阳盛格阴，反见寒象的真热假寒证。

(3)塞因塞用：是以补开塞，即用补益药治疗具有闭塞不通症状的病证。适用于因虚而闭阻的真虚假实证。

(4)通因通用：是以通治通，即用通利的药物治疗具有实性通泄症状的真实假虚证。

114.【答案】ABC

【解析】本题考查中成药的不良反应。

鼻炎宁颗粒的不良反应有过敏性休克、全身过敏反应、皮疹。

115.【答案】CDE

【解析】本题考查正治。

正治，指逆其证候性质而治的一种常用治疗法则，又称逆治。逆，是指采用方药的性质与疾病的性质相反。即通过分析疾病的临床证候，辨明疾病性质的寒热虚实，然后分别采用"寒者热之"、"热者寒之"、"虚则补之"、"实则泻之"等不同方法去治疗。正治法适用于疾病的征象与本质相一致的病证。由于临床上大多数疾病的征象与疾病的性质是相符的，如寒病即见寒象，热病即见热象，虚病即见虚象，实病即见实象等等，所以，正治法是临床上最常用的一种治疗方法。

116.【答案】ABC

【解析】本题考查三因制宜。

指因时、因地、因人制宜。即治疗疾病时，应当根据季节、地域及人的体质、性别、年龄等制定适宜的治法。

117.【答案】ABCE

【解析】本题考查合理用药。

酸性较强的中药与碱性药物联用，与碱性药物发生中和反应而降低或失去药效。

118.【答案】ACD

【解析】本题考查处方药名对产地的要求。

怀山药主产于河南;田三七主产于云南和广西;杭白芍主产于浙江。

119.【答案】ABDE

【解析】本题考查合理用药的基本原则。

共有 4 个基本原则:安全、有效、简便、经济。

120.【答案】ABCDE

【解析】本题考查不合理用药的后果。

(1)浪费医药资源;

(2)引发药源性疾病;

(3)延误疾病治疗;

(4)引发药物不良反应;

(5)造成医疗纠纷。

中药学综合知识与技能试卷(5)答案与解析

一、最佳选择题(共40题,每题1分。每题的备选项中,只有1个最符合题意。)

1.【答案】C

【解析】本题考查“症”“证”“病”的含义。

病,是机体在一定的病因和条件下发生的病理变化的总过程。症,指疾病的外在表现。证,是机体在疾病发展过程中某一阶段的病理概括。

2.【答案】E

【解析】本题考查阴阳相互关系。

在一定的条件下,阴阳消长运动可以由量变产生质变,从而形成阴阳转化。

3.【答案】D

【解析】本题考查气的分类和生理功能。

肺宣发卫气到达体表,调节控制汗孔的开合和汗液的排泄。还有护卫肌表,防御外邪入侵,温养脏腑、肌肉、皮毛等功能。

4.【答案】E

【解析】本题考查五脏的别名。

心为君主之官,肺为相傅之官,脾为后天之本,肝为将军之官,肾为先天之本。

5.【答案】E

【解析】本题考查“精血同源”。

肝藏血,肾藏精。血的化生,有赖于肾中精气的气化,肾中精气的充盛,亦有赖于血液的滋养。藏血与藏精之间的关系实际上即是精和血之间相互滋生和相互转化的关系,故中医学称之为“精血同源”或“肝肾同源”。

6.【答案】B

【解析】本题考查五脏的关系。

其中,心与肾的关系主要表现在:

(1)心阴心阳与肾阴肾阳之间的依存关系;

(2)心血与肾精之间的依存关系。

在正常情况下,心火必须下降于肾,助肾阳以温肾水,使肾水不寒,肾水必须上济于心,助心阴以使心阳不亢。古人称这种关系为“水火既济”、“心肾相交”。

7.【答案】B

【解析】本题考查七情所伤的临床表现。

(1)怒则气上:指过度愤怒,则可使肝气横逆上冲,血随气逆,并走于上。可见气逆作喘、面红目赤,或呕血,甚则昏厥猝倒等。

(2)喜则气缓:指过喜或暴喜,则可使心气涣散而不收。在生理状况下,心情喜悦,气血调和,能缓和精神紧张,但暴喜或过喜,则又可使心气涣散,神不内守。表现为精神不能集中,甚则狂乱、失神妄动等。

(3)悲则气消:指过度悲忧,则可使肺气抑郁,意志消沉,从而使肺气耗伤。可见精神不振、气短乏力。

(4)恐则气下:指恐惧过度,因恐而伤及肾气,肾气不固,可见二便失禁,摄纳不住。或恐惧不解,肾精不固,而发生骨酸痿厥、遗精等症。

(5)惊则气乱:指突然受惊,以致心无所倚,神无所归,虑无所定。表现为精神不安、惊慌失措,或遇事犹豫不决等。

(6)思则气结:指思虑劳神过度,伤及于脾,使脾不健运,运化无力,气血化生无源。若耗及于心,则心血亏虚,心神失养,表现为心悸、健忘、失眠、多梦;若脾运不健,又可影响胃纳,表现为食欲减退、脘腹胀满或腹泻便溏等症。

8.【答案】C

【解析】本题考查火、燥、暑共同的致病特点。

(1)暑邪的性质及致病特点

①暑为阳邪,其性炎热;

②暑性升散,耗气伤津;

③暑多挟湿。

(2)燥邪的性质及致病特点

①燥性干涩,易伤津液;

②燥易伤肺。

(3)火热邪气的性质及致病特点

①火热为阳邪,其性炎上;

②火易伤津耗气;

③火热易生风动血;

④火热易发肿疡。

9.【答案】C

【解析】本题考查痰饮。

(1)饮留肠间:症见脘腹坚满而痛,胃中有振水声,呕吐痰涎清稀,口不渴或渴不欲饮,头目眩晕,或肠间水声漉漉,舌苔白滑或黄腻,脉弦滑。习称痰饮。

(2)饮留胸胁:症见胸胁胀痛,咳唾、转侧,呼吸时疼痛加剧,气短息促,舌苔白,脉沉弦。习称悬饮。

(3)饮在胸膈:症见咳喘胸满,甚则不能平卧,痰如白沫量多,久咳面目浮肿,舌苔白腻,脉弦紧等。习称支饮。

(4)饮溢肌肤:症见肢体疼痛而沉重,甚则肢体浮肿,小便不利,或见发热恶寒而无汗,咳喘痰多泡沫,舌苔白,脉弦紧。习称溢饮。

10.【答案】D

【解析】本题考查肾病的辨证。

肾阳虚证为阳痿;肾阴虚证为遗精;肾精不足证为不育;肾气不固证为早泄;肾不纳气证为虚喘。

11.【答案】C

【解析】本题考查脾的生理功能。

脾气主升,是指脾气以向上升散为其特点。主要包括两方面的内容:一是脾主升清,指精微物质的上升和布散。水谷精微等营养物质经吸收后,在脾的升清作用下,上输于心、肺,通过心肺的作用化生为气血,以营养全身。二是脾主升提,以维持机体内脏的正常位置。内脏组织器官存在于腹腔内,都有各自的固定位置而不下陷,主要依赖于脾气的升提作用。

12.【答案】E

【解析】本题考查脑与五脏的关系。

脑是一个极其重要的器官,但中医脏象学说是以五脏为中心,因而就将脑的生理功能分属于五脏,如五脏也称为"五神脏",还提出"五藏藏神"的理论观点。由于心主神志、肝主疏泄而调节情志活动、肾藏精而生髓充脑的缘故,中医学对精神情志活动的认识与心、肝、肾三脏的联系更为密切。将脑的病变多分属于这些脏器的功能失常之中。

13.【答案】B

【解析】本题考查宗气。

宗气聚集于胸中,贯注于心肺之脉。上走息道以行呼吸,贯注心脉以行气血。故凡语言、声音、呼吸的强弱,气血的运行,肢体的寒温和活动能力,视听功能,心搏的强弱及其节律等,皆与宗气盛衰有关。临床上亦常以心尖搏动部位(虚里)的搏动状况和脉象来了解宗气的盛衰。

14.【答案】D

【解析】本题考查津与气的关系。津能载气。

15.【答案】D

【解析】本题考查望舌。

胖大舌:较正常舌体胖大,为胖大舌。有胖嫩与肿胀之分。若舌体胖嫩,色淡,多属脾肾阳虚、津液不化、水饮痰湿阻滞所致;如舌体肿胀满口,色深红,多是心脾热盛;若舌肿胖,色青紫而暗,多见于中毒。

16.【答案】A

【解析】本题考查望色。

黄色:主虚证、湿证。黄为脾虚、湿蕴的征象,故脾失健运,而气血不充,或水湿不化者,面即常见黄色。若面色淡黄,枯槁无泽,称为萎黄,多属脾胃气虚,营血不能上荣;面色黄而虚浮,称为黄胖,多是脾气虚衰,湿邪内阻所致;如面、目、身俱黄,称为黄疸,其中黄而鲜明如橘子色者,为阳黄,多属湿热;黄而晦暗如烟熏者,为阴黄,多属寒湿。

17.【答案】D

【解析】本题考查望色。

望色是指望面部的颜色与光泽。面部的色泽,是脏腑气血的外荣。

赤色:主热证。赤为血色。热盛而致脉络血液充盈则面色红赤,故面赤多见于热证。若满面通红,多属外感发热,或脏腑阳盛的实热证;仅颜部潮红,则多属阴虚而阳亢的虚热证。如久病、重病面色苍白却时而泛红如妆,多为戴阳证,是虚阳上越的危重证候。

18.【答案】B

【解析】本题考查问汗。

(1)自汗

经常汗出不止,活动后加重的是自汗,多因气虚卫阳不固所致。

(2)盗汗

入睡则汗出,醒后则汗止,谓之盗汗,多因阴虚而致。

(3)绝汗

汗出量多,津液大泄,又称为“大汗”和“脱汗”。

(4)战汗

全身战栗,几经挣扎,继之汗出。

19.【答案】D

【解析】本题考查假神。

(1)现象:见于久病、重病、精气极度衰弱的患者。

①原来不欲言语,突然转为言语不休者;

②原来精神极度衰颓,意识不清,突然精神转“佳”者;

③原来面色十分晦暗,忽然两颧发红如妆者。

(2)预示:上述三种现象均属于假神,为阴阳格拒,欲将离决的虚假现象,俗称“回光返照”或“残灯复明”。

20.【答案】D

【解析】本题考查阴虚肺燥的咳声特点。

阴虚肺燥导致燥咳,症见干咳无痰或少痰。

21.【答案】E

【解析】由宋代官府颁行的我国第一部成药典是《太平惠民和剂局方》。

22.【答案】B

【解析】本题考查处方时效。

一般当日有效,特殊情况下有效期可延长,但最长不得超过 3 天。

23.【答案】C

【解析】本题考查处方药调配应付。

处方直接写药名(或炒或炙),需调配蜜炙品,如枇杷叶、马兜铃等。

24.【答案】E

【解析】本题考查脉象。

(1)浮脉

脉象:“举之有余,按之不足”。轻取即得,重取稍弱。特点是脉搏显现部位表浅。

主病:浮脉主表。浮而有力为表实,浮而无力为表虚。

(2)沉脉

脉象:轻取不应,重按始得。特点是脉象部位深在。

主病:病邪在里。有力为里实,无力为里虚。

(3)迟脉

脉象:脉来迟慢,一息不足四至(相当于每分钟脉搏在 60 次以下)。

主病:主寒证。有力为冷积,无力为阳虚。

(4)数脉

脉象:一息脉来五至以上(相当于每分钟脉搏在 90 次以上),“去来促急”。

主病:主热证。有力为实热,无力为虚热。

(5)滑脉

脉象："往来流利，如珠走盘"，指下有一种圆滑感。

主病：痰饮、食滞、实热等。平人脉滑而冲和，是营卫充实之象。妇人妊娠亦常见滑象，是血气充盛而调和的表现。

25.【答案】D

【解析】本题考查肝功能检查。

血清丙氨酸氨基转移酶：正常参考值，成人 5 ~ 40 U/L。

血清天门冬氨酸氨基转移酶：正常参考值，成人 8 ~ 40 U/L。

血清 γ - 谷氨酰转移酶：正常参考值，< 50 U/L。

血清碱性磷酸酶：正常参考值，成人 40 ~ 110 U/L。

26.【答案】C

【解析】本题考查肺病辨证。

肺气虚症状：咳喘无力，气短懒言，声微，乏力，自汗，面色㿠白，舌淡嫩，脉虚弱。

肺阴虚症状：咳嗽较重，干咳无痰，或痰少而黏，咽喉干痒或声音嘶哑，身体消瘦，舌红少津，脉细无力。

风寒犯肺症状：咳嗽或气喘，咯痰稀薄，色白而多泡沫，口不渴，鼻流清涕，发热恶寒，头痛身酸楚，舌苔薄白，脉浮或弦紧。

风热犯肺症状：咳嗽，黄痰，不易咳出，甚则咳吐脓血臭痰，咽喉疼痛，鼻流浊涕，口干欲饮，舌尖红，脉浮数。

燥热犯肺症状：干咳无痰，或痰少而黏，缠喉难出，鼻燥咽干，舌尖红，苔薄白少津，脉浮细而数。

27.【答案】D

【解析】本题考查藏医的五元学说。

五元学说包括土、水、火、风、空。

其功能包括：

(1)土元，持载和固定，是万物产生和存在的基础，为药物生长之本源。

(2)水元，湿润和聚拢，能使万物滋润和聚拢成形，为药物生长之湿能。

(3)火元，温和和熟腐，能使万物产生温热和促使成熟，为药物生长之热源。

(4)风元，使万物运动和保持干燥，为药物生长之动力。

(5)空元，为万物运动和药物生长提供空间。

28.【答案】A

【解析】本题考查尿比重的临床意义。

(1)增高：可见急性肾小球肾炎、心力衰竭、糖尿病、妊娠高血压综合征。

(2)降低：可见慢性肾炎、慢性肾功能不全、尿毒症多尿期、尿崩症、蛋白质营养不良、恶性高血压、低钙血症等。

29.【答案】C

【解析】本题考查处方中药别名。

大黄的别名有锦纹、将军、川军。

30.【答案】B

【解析】本题考查亡阴和亡阳。

亡阴与亡阳是属于疾病过程中的危重证候，大都在高热大汗、剧烈吐泻、失血过多等阴液或阳气迅速亡失的情况下出现。它们的临床表现除了原发疾病的各种危重症状外，均有不同程度的汗出。但亡阴之汗，汗出热而黏，兼见肌肤热、手足温、口渴喜冷饮、脉细数，按之无力等阴液欲竭的症状；亡阳则大汗淋漓，汗清稀而凉，兼见肌肤凉、手足冷、口不渴喜热饮、蜷卧神疲、脉微欲绝等阳气欲脱的症状。

31.【答案】E

【解析】本题考查喘证的临床表现。

呼吸困难，短促急迫，甚则鼻翼扇动，或张口抬肩不能平卧的称为喘。喘气时喉中有哮鸣声的称为哮。

喘有虚实之分。若喘息气粗，声高息涌，唯以呼出为快的，属实喘，多因肺有实邪，气机不利所致；若喘声低微息短，呼多吸少，气不得续的，属虚喘，乃肺肾气虚，出纳无力之故。

32.【答案】B

【解析】本题考查问带下。

若带下量多色白，清稀如涕，多属脾虚湿注；带下色黄，黏稠臭秽，或伴有外阴瘙痒疼痛，多属湿热下注；带下色赤，淋漓不断，微有臭味，多属肝经郁热；带下晦暗，质稀薄而多，腰腹酸冷，多属肾虚。总之，凡带下色白而清稀的，多属虚证、寒证；色黄或赤，稠黏臭秽的，多为实证、热证。

33.【答案】A

【解析】本题考查中成药的药物组成。

珍菊降压片（珍珠粉、野菊花、槐米、盐酸可乐定、氢氯噻嗪）具有降压作用，联合盐酸可乐定治疗高血压，可减少盐酸可乐定的剂量。

34.【答案】E

【解析】本题考查协同增效。

黄连（黄柏）与四环素、呋喃唑酮（痢特灵）、磺胺甲基异噁唑等联用，治疗痢疾、细菌性腹泻产生协同作用。

35.【答案】C

【解析】本题考查含咖啡因的中成药。

感冒灵胶囊的成分为对乙酰氨基酚、马来酸氯苯那敏、咖啡因。

36.【答案】C

【解析】本题考查联合用药。

小青龙汤、干姜汤、柴朴汤、柴胡桂枝汤等与抗组胺药联用，可减少副作用。

37.【答案】C

【解析】本题考查老年人合理服用滋补药。

（1）老年慢性支气管炎应选用西洋参、沙参等益气养阴清热药，忌用红参等热性药。

（2）阴虚选用生脉饮；阳虚选用龟龄集；肾阴虚选用六味地黄丸；心虚选用人参归脾丸。

38.【答案】E

【解析】本题考查中药的贮藏。

易变色的中药饮片包括月季花、白梅花、玫瑰花、款冬花、红花、山茶花、金银花、扁豆花、橘络、佛手、通草、麻黄。

39.【答案】A

【解析】本题考查中西药联合用药。

芍药甘草汤主治伤寒伤阴，筋脉失濡，腿脚挛急，心烦，微恶寒，肝脾不和，脘腹疼痛。现用于血虚津伤所致的腓肠肌痉挛、肋间神经痛、胃痉挛、胃痛、腹痛、坐骨神经痛、妇科炎性腹痛、痛经；以及十二指肠溃疡、萎缩性胃炎、胃肠神经官能症、急性乳腺炎、颈椎综合征等属阴血亏虚，肝脾失调者。故芍药甘草汤与西药解痉药联用，可提高疗效。

40.【答案】C

【解析】本题考查进口药品不良反应的监测报告范围。

(1)进口药品自首次获准进口之日起5年内，报告该进口药品发生的所有不良反应；

(2)满5年的，报告该进口药品发生的新的和严重的不良反应。

二、配伍选择题(共50题，每题1分。备选答案在前，试题在后。每组题均对应同一组备选答案，每题只有一个正确答案。每个备选答案可重复选用，也可不选用。)

[41－42]

【答案】41. B、42. A

【解析】本题考查藏象学说。

脾主统血；肝主藏血。

[43－44]

【答案】43. B、44. C

【解析】本题考查阴阳辨证。

阳偏盛病机表现的临床证候是实热证；阳偏衰病机表现的临床证候是虚寒证。

[45－47]

【答案】45. D、46. A、47. A

【解析】本题考查手足辨证。

痿证指肢体痿弱无力，不能随意运动的一类病证。

痉病以项背强直，四肢抽搐，角弓反张为主要表现。

惊风为儿科病证，以抽搐、昏迷为主要特征。

[48－50]

【答案】48. B、49. D、50. E

【解析】本题考查问诊。

一般地说，口渴多饮，常见于热证；大渴喜冷饮，为热盛伤津；渴喜热饮，饮量不多或口渴欲饮，水入即吐，小便不利，多为痰饮内停，水津不能上承之证；口渴而不多饮，常见于急性热病，多属热入营血；口干，但欲漱水不欲咽，可见于瘀血；大渴引饮，小便量多，是为消渴。

[51－53]

【答案】51. B、52. A、53. D

【解析】本组题考查中药调剂知识。

调配时应先称的药物是夏枯草。调配时应临时捣碎的药物是牛蒡子。调配时应预先加工碾碎备用的药物是生石膏。

[54－55]

【答案】54. B、55. E

【解析】本题考查八纲辨证。

辨别疾病病位的纲领是表里辨证。辨别邪正盛衰的纲领是虚实辨证。

[56－57]

【答案】56. C、57. D

【解析】本题考查寒湿困脾、脾胃湿热的临床表现及辨证要点。

(1)寒湿困脾证　常见脘腹胀满，头身困重，食纳减少，泛恶欲吐，口不渴，便溏稀薄，小便不利，妇女带下。舌苔白腻或厚，脉迟缓而濡。一般以脾的运化功能发生障碍为基础，同时又有寒湿中遏的表现为辨证要点。

(2)脾胃湿热证　常见面目皮肤发黄，鲜明如橘色，脘腹胀满，不思饮食，厌恶油腻，恶心呕吐，体倦身重，发热，口苦，尿少而黄。舌苔黄腻，脉濡数。一般以脾的运化功能障碍和湿热内阻的症状为辨证要点。

[58－59]

【答案】58. E、59. A

【解析】本题考查气的辨证要点。

气虚证的辨证要点是全身机能活动低下。气逆证的辨证要点是气机逆而向上。

[60－61]

【答案】60. D、61. B

【解析】本组题考查脏腑的表里关系。

肝胆相表里，心与小肠相表里，脾胃相表里，肺与大肠相表里，肾与膀胱相表里。

[62－64]

【答案】62. A、63. B、64. D

【解析】本组题考查阳痿。

(1)惊恐伤肾

[症状] 阳痿不振，头晕，耳鸣，健忘，心悸易惊，胆怯多疑，夜多噩梦，常有被惊吓史。舌质淡，苔薄白，脉弦细。

(2)心脾两虚

[症状] 阳痿不举，心悸，失眠多梦，神疲乏力，面色萎黄，食少纳呆，腹胀便溏。舌淡，苔薄白，脉细弱。

(3)肾阳不足

[症状] 阳事不举，或举而不坚，精薄清冷，神疲倦怠，畏寒肢冷，面色㿠白，头晕耳鸣，腰膝酸软，夜尿清长。舌淡胖，苔薄白，脉沉细。

(4)肝郁不舒

[症状] 阳事不起，或起而不坚，心情抑郁，胸胁胀痛，脘闷不适，食少便溏。舌苔薄白，脉弦。

[65－66]

【答案】65. B、66. E

【解析】本组题考查“十八反”配伍禁忌。

本草明言十八反，半蒌贝蔹及攻乌。藻戟芫遂俱战草，诸参辛芍叛藜芦。

注释：

(1)甘草反甘遂、京大戟、海藻、芫花；

(2)乌头(川乌、附子、草乌)反半夏、瓜蒌(全瓜蒌、瓜蒌皮、瓜蒌仁、天花粉)、贝母(川贝、浙贝)、白蔹、白及；

(3)藜芦反人参、南沙参、丹参、玄参、苦参、细辛、芍药(赤芍、白芍)。

[67－69]

【答案】67. B、68. C、69. D

【解析】本组题考查中药不良反应。

体虚多汗者忌用麻黄。肝功能不全者忌用黄药子。肾功能不全者忌用马兜铃。

[70－71]

【答案】70. C、71. B

【解析】本组题考查中成药贮存中常见的质量变异现象。

虫蛀：蜜丸、水丸、散剂、茶曲剂等。

霉变：蜜丸、膏滋、片剂等。

酸败：合剂、酒剂、煎膏剂、糖浆剂、软膏剂等。

挥发：芳香水剂、酊剂等。

沉淀：药酒、口服液、注射用针剂等。

[72－74]

【答案】72. B、73. A、74. C

【解析】本组题考查中药煎汤的方法。

宜先煎的饮片是鹿角霜。宜后下的饮片是降香。宜包煎的饮片是海金沙。

[75－78]

【答案】75. A、76. D、77. C、78. E

【解析】本组题考查中药的贮藏。

通风法属于除湿养护法。梅雨季节来临时，哈蟆油的贮存属于低温养护法。冬虫夏草贮存时喷洒少量95%药用乙醇密封养护，属于对抗贮存法。采用暴晒法贮藏饮片，属于高温养护法。

[79－81]

【答案】79. A、80. E、81. D

【解析】本组题考查中成药联用的配伍禁忌。

(1)含"十八反"、"十九畏"中成药的配伍禁忌

①"十八反"配伍禁忌

a. 大活络丹、尪痹冲剂、天麻丸等均含有附子；川贝枇杷露、蛇胆川贝液、通宣理肺丸等分别含有川贝、半夏。上述两组药物合用，属于"十八反"配伍禁忌。

b. 心通口服液中含有海藻，祛痰止咳颗粒含有甘遂；橘红痰咳颗粒、通宣理肺丸、镇咳宁胶囊等含甘草。上述两组药物合用，属于"十八反"配伍禁忌。

②"十九畏"配伍禁忌

利胆排石片、胆乐胶囊、胆宁片等均含有郁金；六应丸、苏合香丸、妙济丸、纯阳正气丸、紫雪散等均含丁香。上述两组药物合用，属于"十九畏"配伍禁忌。

(2)含有毒药物中成药的联用

①大活络丹与天麻丸合用,二者均含附子,增加附子剂量。

②朱砂安神丸与天王补心丹合用,二者均含朱砂,增加朱砂剂量。

③复方丹参滴丸与速效救心丸合用,二者均含冰片,增加冰片剂量。

(3)不同功效药物联用的禁忌

①附子理中丸与牛黄解毒片,功效不同,二者不可联用。

②附子理中丸与黄连上清丸,功效不同,二者不可联用。

③金匮肾气丸与牛黄解毒片,功效不同,二者不可联用。

[82-84]

【答案】82. A、83. D、84. E

【解析】本组题考查痹证的分类。

行痹(风痹):特点为疼痛游走,痛无定处,时见恶风发热,舌淡苔薄白,脉浮。

痛痹(寒痹):疼痛较剧,痛有定处,遇寒痛增,得热痛减,局部皮色不红,触之不热,苔薄白,脉弦紧。

着痹(湿痹):肢体关节酸痛,重着不移,或有肿胀,肌肤麻木不仁,阴雨天加重或发作,苔白腻,脉濡缓。

热痹:关节疼痛,局部灼热红肿,痛不可触,关节活动不利,可累及多个关节,伴有发热恶风,口渴烦闷,苔黄燥,脉滑数。

尪痹:风寒湿邪客于关节、气血痹阻所致的骨关节疾嫡,以小关节疼痛,肿胀,晨僵为特点,多见于中老年人群。

[85-87]

【答案】85. A、86. D、87. C

【解析】本组题考查中西药联合作用。

地高辛和麝香保心丸都具有强心作用,联合应用会造成功效累加,诱发心律失常等不良反应的产生。法莫替丁与银杏叶同时应用可产生络合效应,形成螯合物,影响疗效。人参、鹿茸、甘草等具有糖皮质激素样作用,可降低降糖药的疗效。

[88-90]

【答案】88. B、89. C、90. D

【解析】本组题考查便秘。

(1)热结肠胃

症状:大便干结,小便短赤,面红身热,或兼腹胀腹痛,口干,口臭,口苦,大便干结。舌红苔黄腻或燥裂,脉滑数或弦。

(2)肝脾气郁

症状:大便秘结,欲便不得,嗳气频作,胸胁痞满,甚则腹中胀痛,纳食减少。舌苔薄腻,脉弦。

(3)津亏血燥

症状:大便秘结,面色无华,头晕目眩,心悸。舌淡,脉细涩。

(4)阳虚寒凝

症状:大便艰涩,排出困难,小便清长,畏寒喜暖,面色白,唇淡口和,或兼腹冷腹痛。舌淡苔白,脉沉迟。

三、综合分析选择题(共20题,每题1分。题干分为若干组,每组题目基于同一个临床情景、病例、实例或者案例的背景信息逐题展开。每题的备选项中,只有一个最佳答案。)

[91－92]

【答案】91. D、92. E

【解析】本组题考查七情。

七情,即喜、怒、忧、思、悲、恐、惊七种情志变化。在一般情况下,七情是人体对客观外界事物的不同反应,属正常的情志活动,并不能成为致病因素。只有突然、强烈或长期持久的情志刺激,才能影响人体的生理活动,使脏腑气血功能紊乱,从而引起疾病的发生。七情是直接影响内脏功能,造成内脏功能紊乱而发病的因素,故又称"内伤七情"。七情是属于内伤病的一类致病因素。不同的情志刺激可伤及不同的内脏,即怒伤肝、喜伤心、思伤脾、悲伤肺、恐伤肾。

思则气结,是指思虑劳神过度,伤及于脾,使脾不健运,运化无力,气血化生无源。若耗及于心,则心血亏虚,心神失养,表现为心悸、健忘、失眠、多梦;若脾运不健,又可影响胃纳,表现为食欲减退、脘腹胀满或腹泻便溏等症。

[93－95]

【答案】93. E、94. A、95. D

【解析】本组题考查肺脾两虚证的临床表现及辨证要点。

肺脾两虚证临床常见久咳不已,短气乏力,痰多清稀,食纳减少,腹胀便溏,甚则足面浮肿。苔白舌淡,脉细弱。一般以咳喘、纳少、腹胀便溏为主,伴见气虚症状为辨证要点。

[96－99]

【答案】96. C、97. A、98. B、99. E

【解析】本组题考查由于心脾两虚导致的不寐。

[症状] 不易入睡,多梦易醒,心悸健忘,神疲食少,四肢倦怠,腹胀便溏,面色少华,舌淡苔薄,脉细无力。

[治法]健脾养心。

[方剂应用] 归脾汤。

[中成药选用]归脾丸,柏子养心丸。

[100－103]

【答案】100. D、101. B、102. A、103. A

【解析】本组题考查由于膀胱湿热导致的癃闭。

[症状] 小便点滴不通,或量极少而短赤灼热,小腹胀满,口苦口黏,或口渴不欲饮,或大便不畅。舌质红,苔黄腻,脉数。

[治法] 清热利湿,通利小便。

[方剂应用]八正散。

[中成药选用]三金片、热淋清颗粒、复方金钱草颗粒。

[104－106]

【答案】104. D、105. E、106. B

【解析】本组题考查中药的合理用药。

新癀片所含的化学成分是吲哚美辛。溃疡病、哮喘、帕金森病、精神病患者、孕妇、哺乳期妇女禁用;14 岁以下儿童一般不用;老年患者、心功能不全、高血压病、肝肾功能不全、出血性疾病患者慎用。个别患者空腹服药后有眩晕、咽干、倦怠、皮疹、胃部不适、轻度腹泻等不良反应。

[107 - 108]

【答案】107. B、108. A

【解析】本组题考查中药的合理用药。

消渴丸中所含的化学药成分是格列本脲。甘草、鹿茸具有糖皮质激素样作用,使甘油、乳酸等各种糖、氨基酸转化成葡萄糖,使血糖升高,从而减弱胰岛素、格列本脲等降糖药的药效。

[109 - 110]

【答案】109. C、110. B

【解析】本组题考查中药的不良反应。

苦杏仁的主要成分苦杏仁苷是其有效成分,也是中毒成分,误服过量苦杏仁使延髓等生命中枢先抑制后麻痹。临床表现为眩晕、心悸、恶心、呕吐等中毒反应,重者出现昏迷、惊厥、瞳孔散大、对光反应消失,最后因呼吸麻痹而死亡。

四、多项选择题(共 10 题,每题 1 分。每题的备选项中有 2 个或 2 个以上正确答案。少选、错选、多选均不得分。)

111.【答案】ACDE

【解析】本题考查五行相克。

依据五行相克规律确立的治法有培土制水法、泻南补北法、佐金平木法、抑木扶土法。滋水涵木法属于相生规律。

112.【答案】ACE

【解析】本题考查预防与康复。

培养正气,提高抗病能力的方法有精神调养、锻炼身体、人工免疫。

113.【答案】ACE

【解析】本题考查三秽学说。

三秽学说的内容:稠、稀、汗三种排泄物,是诊治疾病的依据。

114.【答案】ABCDE

【解析】本题考查血清天门冬氨酸氨基转移酶的临床意义。

(1)心肌梗死:在发病 6 ~ 8 h 后 AST 开始上升,18 ~ 24 h 后达高峰,但单纯心绞痛时,AST 正常。

(2)肝脏疾病:如肝炎、肝癌、肝硬化活动期、脂肪肝、梗阻性黄疸、胆管炎、胆囊炎等。

(3)肝病的鉴别诊断:在急性或轻型肝炎时,血清 AST 升高幅度不如 ALT,AST/ALT 比值 <1;在慢性肝炎尤其是肝硬化时,AST 上升的幅度高于 ALT。

(4)其他疾病:如进行性肌营养不良、肺栓塞、肾炎、急性胰腺炎、溶血性疾病。

115.【答案】ACDE

【解析】本题考查肾阳虚的主要症状。

形寒肢冷,精神不振,腰膝酸软,阳痿。舌淡苔白,脉沉迟无力。潮热盗汗属于肾阴虚的症状。

116.【答案】BCDE

【解析】本题考查“失神”。

在疾病过程中，如患者表现为目光晦暗，瞳仁呆滞，精神萎靡，反应迟钝，呼吸气微，甚至神识昏迷，循衣摸床，撮空理线，或猝倒而目闭口开、手撒、尿遗等，均称为“失神”或“无神”。表示正气已伤，病情严重，预后不好。

117.【答案】ABD

【解析】本题考查肾阴虚。

症状:头晕目眩，耳鸣耳聋，牙齿松动，失眠遗精，口咽发干，五心烦热，盗汗，腰膝酸痛。舌红，脉细数。

118.【答案】ABCDE

【解析】本题考查执业药师的职责。

上述内容均是执业药师的职责。

119.【答案】BD

【解析】本题考查临床使用不当可引起肝损伤的动物类中药。

临床使用不当可引起肝损伤的动物类中药主要有蜈蚣、鱼胆、蟾酥、斑蝥、猪胆。

120.【答案】ABCDE

【解析】本题考查双黄连注射剂的不良反应。

全身损害，呼吸系统损害，皮肤及其附件损害，其他损害如肝功能、肾功能血尿等。